外来臨床での
漢方薬の選び方・使い方

1

冷え症・疲労・イライラ・めまい 編

小野真吾 著

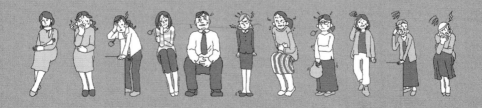

はじめに

本書は、漢方医学に興味を持ち始めた先生が対象です。

教科書は読んでみた。でも、実際に漢方薬を使う時に、どのようにしたらいいのか自信が持てない。あるいは、身近に漢方薬を使う先生がおられず、どのように使ったらいいのか悩んでいる。そんな先生に向けて執筆しました。

一つの漢方薬できれいに治療できた症例だけでなく、複数の漢方薬を使ったり、あるいは途中で漢方薬を変更したりした症例も収載しました。それは、実際の漢方治療を感じて頂きたいと考えたからです。

なお各症例は、実際の症例を元にアレンジをしてあります。

まず、症例を提示します。どうしてその漢方薬を選んだのかを示します。それから経過を示します。さらに考察を示し、鑑別に上がった漢方薬の紹介をします。少しでも皆様の臨床のお役に立てれば望外の喜びです。

令和元年5月吉日

著者

目次

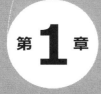

第**1**章

漢方診療の流れを 1時間でつかむ

使えるのは、自分の五感のみ

漢方診療は、基本的に自分の五感のみを使って診察し、

治療方針を決めていきます（これを証を決定するといいます）。

見て（望診）、聞いて（聞診）、質問して（問診）、触れる（切診）。

これらを合わせて四診と呼びます。

四診を行う目的は、患者さんに合う処方を決定することです。

処方がすなわち、治療方針であり、治療薬であり、患者さんの状態であるのです。

note. **四診について**

四診は本来、とても1時間で説明出来るものではありません。大まかな流れを説明します。

西洋医学でも東洋医学でも、患者さんが診察室に入室するところから診察は始まっています。歩く様子、体格、眼光、皮膚、唇の色、舌の性状などを観察します。
これら目で見て確認する診察は望診と呼ばれます。

	虚証	実証
歩く様子	動作が緩慢で 足取りが弱々しい	キビキビと動いて 足取りがしっかり
体格	ひょろっとして 肩の厚みがない	ガッシリしていて 筋肉質
眼光	眼光が弱々しい 視線に力が無い	いわゆる目力がある

	血虚	瘀血
皮膚	白っぽく 透き通るような色	細かい毛細血管が 蜘蛛の巣様に見えたり 大腿に静脈が浮き出ている 顔にシミが目立つ
唇の色	―	暗赤色

※皮膚が乾燥して渋紙のような光沢を呈している場合には枯燥と表現します。

舌の性状については、これだけで1冊解説の本が出来るくらい奥深いものです。
診察でどこに注目するかだけ、ここでは触れるにとどめます。
※舌の色調ですが、正常な色は健康な赤ちゃんの舌の色です。

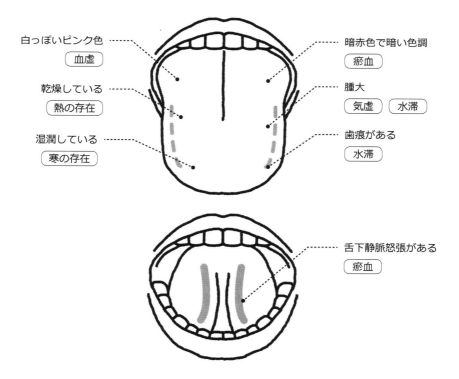

白っぽいピンク色 ……
血虚

乾燥している ……
熱の存在

湿潤している ……
寒の存在

暗赤色で暗い色調 ……
瘀血

腫大
気虚　　水滞

歯痕がある ……
水滞

舌下静脈怒張がある ……
瘀血

耳と鼻で得られる情報集めることを聞診と呼びます。

声の張り、大きさはどうか。

患者さんの発する臭いはどうか。

	虚証	実証
声	声に張りがない 小さい声で ボソボソ話す	声に張りがある 大きな声で話す
体臭	体臭・便臭が弱い	体臭・便臭が強い

これは、西洋医学的問診と大きく異なることはありません。

ただし、陰陽、虚実、気血水、五臓のどこに問題が隠れているのかヒントになるような質問をして、答えを引き出さなければなりません。

当院では、初診時に問診票を記載してもらい、診断の一助にしています。

切診

脈診、腹診が中心です。これも、簡単に説明することはできません。

ただ、脈ならせめて浮か、沈か。腹診では腹力があるか、ないかくらいは判断出来ないと陰陽、虚実が判断できません。

脈診の仕方をざっと述べますと、まず、患者さんの利き手を確認します。その橈骨茎状突起の付近で橈骨動脈を触れます。

示指、中指、薬指の三本指で脈診をします。そっと触れて触るのが浮、強く圧して触れるのが沈、浮沈間はその中間です。

浮ないし、浮沈間なら、闘病反応は表ないしその近くで起こっていると考えます。

沈ならば、闘病反応は裏で起こっていると考えられます。

腹診では腹力、心下痞鞕の有無、胸脇苦満の有無、心窩振水音、腹部動悸、腹直筋攣急、臍傍圧痛、S状結腸部や回盲部の圧痛の有無、小腹不仁などを確認します。

腹力があるかないかは、一度先達の先生に直接指導してもらい、自分なりの基準を身につけるのが理想的です。

note. **四診で得た情報を変換する**

四診で得た情報を陰陽、虚実、気血水、五臓の情報に変換する必要があります。
変換した情報から、患者さんの状態に合う漢方薬を選択するのです。

たとえば、昨日あたりから頭痛と悪寒があり、脈が浮いて、発汗なく、首がこっている。
そのような情報から、**陽証**、虚実は**やや実から虚実中間証**。
おそらくカゼの引き始め。それなら葛根湯にしようという具合です。
以下に陰証、陽証、虚証、実証、気血水、五臓のいずれに問題が生じているのかを考えるヒントを示します。

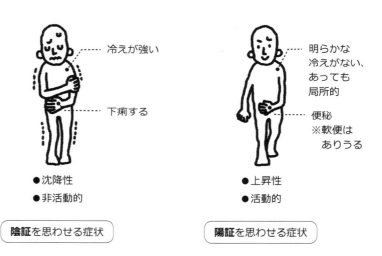

●沈降性
●非活動的

陰証を思わせる症状

明らかな
冷えがない、
あっても
局所的

便秘
※軟便は
ありうる

●上昇性
●活動的

陽証を思わせる症状

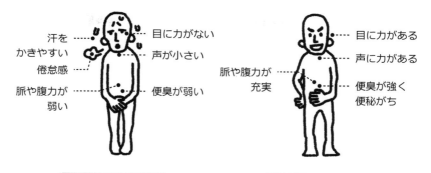

汗を
かきやすい
倦怠感
脈や腹力が
弱い

目に力がない
声が小さい
便臭が弱い

脈や腹力が
充実

目に力がある
声に力がある
便臭が強く
便秘がち

虚証を思わせる症状

虚証を一言で言うと、「体力がなく、弱々しい状態」です。力がなく、姿勢を維持できない、汗や血が漏れ出てしまう、といったイメージです。

実証を思わせる症状

実証を一言で言うと、「体力があり、強壮な状態」です。力があり、目力があり、声に張りがあります。虚証と違い、内実し、汗も便も出にくい、といったイメージです。

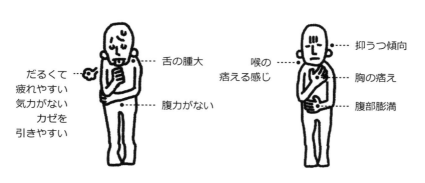

だるくて
疲れやすい
気力がない
カゼを
引きやすい

舌の腫大
腹力がない

喉の
痞える感じ

抑うつ傾向
胸の痞え
腹部膨満

気虚を思わせる症状

気が不足した状態です。エネルギーが不足した状態といったイメージです。だるくなり、外からの病邪を防ぐことが出来ずにカゼを引きやすくなります。

気うつを思わせる症状

気の流れが滞った状態をいいます。気が流れないと、痞えると患者さんは訴えます。喉に来た場合には、「梅核気」と呼ばれます。

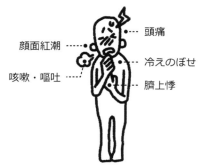

気逆を思わせる症状

気が下から上にこみ上げる状態を気逆と呼びます。主として頭部の症状が出現します。気が上衝してしまうと、上半身は火照りますが、下は冷えてしまいます。これを冷えのぼせといいます。

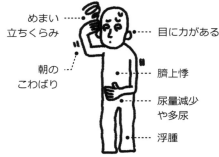

水滞を思わせる症状

体内を潤す水が停滞したり、偏在した状態を水滞と呼びます。めまいの原因として水滞が多いとされます（ただし、他の原因によるめまいもあることに注意）。

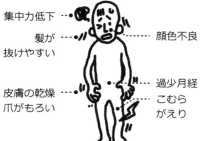

血虚を思わせる症状

血虚は、体内を栄養する血が不足した状態をいいます。血虚の原因としては、生成が障害されるか、消費が亢進するか、出血が多いかなどに分けられます。

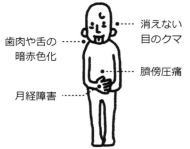

瘀血を思わせる症状

局所で血が停滞している状態を瘀血と呼びます。血管外に漏出した血も瘀血と考えられます。慢性疾患では、瘀血の病態を伴うことがしばしばみられます。

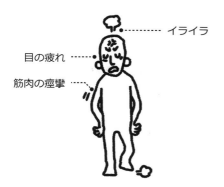

イライラ

目の疲れ

筋肉の痙攣

肝の異常を思わせる症状

肝は、感情を制御し、血を貯蔵し、筋肉の運動を統御しています。そのため、肝に異常があると、感情、血、筋を中心とした異常が出現します。また、眼と爪に異常が現れやすいと言われます。

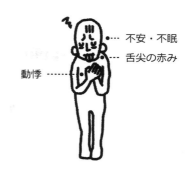

不安・不眠

舌尖の赤み

動悸

心の異常を思わせる症状

心は西洋医学でいう循環器系を支配し、精神活動、思考活動を支配しています。そのため、心の異常では、心循環器系の症状、精神症状が出現します。心の異常は舌先に出現しやすいとされ、心火旺では舌尖の赤みが出現します。

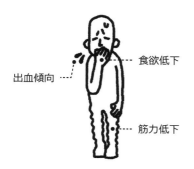

食欲低下

出血傾向

筋力低下

脾の異常を思わせる症状

脾は、消化吸収を行い、血が漏出するのを防ぎ、正常に血が流れるように統御し、水分代謝に関与します。また、肌肉を主るとされ、脾の働きが弱いと筋肉はやせ細り、脾が強いと筋骨隆々とした体格となります。

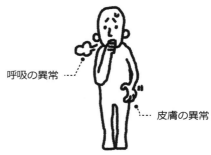

呼吸の異常

皮膚の異常

肺の異常を思わせる症状

肺は呼吸を行い、気血を生成し、水分代謝に関与し、皮膚の働きを支配します。肺の異常は、主として呼吸に関連する異常として出現します。

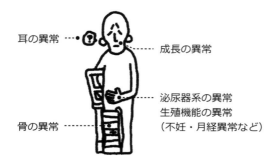

耳の異常 ……

成長の異常

泌尿器系の異常
生殖機能の異常
（不妊・月経異常など）

骨の異常 ……

腎の異常を思わせる症状

腎は西洋医学でいう腎臓と一部働きが
共通しますが、より広い働きを包含す
るシステムです。腎は、先天の気と呼
ばれる両親から受け継いだ気を貯蔵し
ます。腎は水分代謝に関与します。腎
は骨を主り、随を生ずと言われ、骨の
成長に関与します。腎は耳と密接に関
連するとされ、難聴や耳鳴りと腎虚が
関連することが多いとされます。

四診から得た情報に見合う漢方薬を選択する

四診から得た情報を、漢方医学的な所見に変換します。

陰陽　→　虚実　→　気血水　→　五臓　の順に考えます。

それぞれについて、患者さんの状態がどうなっているのかを把握します。次にそれに見合う漢方薬を選択します。

適切な漢方薬を選択するためには、漢方薬個々の特性を覚えないといけません。

これはコツコツと英単語を覚えるように覚えて使いこなせるようにしないといけません。そのためには、たとえば寺澤捷年先生の症例から学ぶ和漢診療学、高山宏世先生の腹證図解漢方常用処方解説などをおすすめします。

もし、安く済ませよう？ということであれば、各製薬会社が配布している製剤ハンドブックがおすすめです。特にツムラの茶色いハンドブックには、＜参考：証に関わる情報＞使用目標＝証として、各漢方薬の特徴が簡潔にまとめてあります。

漢方薬の特徴をサクッと覚えるためには、好適です。

第2章

冷え症

note1. ## 陽でも冷える？

陽証でも生じる局所の冷え

陽証でも冷える場合があります。

変だと思いませんか？陰陽虚実で説明した通り、陽証は熱が優勢である状態をさします。全体では熱が「優勢」であっても、局所的には冷えが存在する場合がありうるのです。

陽証の冷えの原因

陽証の冷えについては、その原因によって

①気の上衝

②熱が内に鬱積

③瘀血による血行障害

などに分けられます。

気が上衝するために、上半身が熱を持ち、本来は下半身にも存在するはずの気がなくなり、下半身が冷えると考えられます。

瘀血が存在するとその先へは気血が巡らなくなります。そのために冷えが生じると考えられます。

陽証でみられる冷えの一例が上熱下寒です。上半身は火照り、発汗を伴います。一方で下半身、特に足首から先が冷える状態となります。更年期障害の患者さんがこの症状を訴えることがあります。

陽証の冷えと陰証の冷えとでは、冷える範囲が違います。陽証の冷えは手先足先など末端に限局される場合がほとんどです。そしてどこかに熱感を自覚します。一方で陰証の冷えは範囲が広範です。例えば足の冷えが膝の高さか、それ以上にも上ってきます。陰証では熱感を自覚することはありません。

冷えイコール陰証と早合点せず、陽証なのか陰証なのかを判別することが大事です。

四診で注目するポイントはここ

陽証を疑うポイントは以下の通りです。

> **望診**　顔の火照り
>
> **聞診**　尿や便は臭いがきつく、色が濃い
>
> **問診**　抵抗力があり、闘病反応が起こると熱が出るため、暑がり、体温は高い、どちらかというと便秘
>
> **切診**　浮脈、ないし浮沈中間の脈

陽証であっても、冷えが存在する場合に用いる漢方薬としては、桂枝茯苓丸、加味逍遙散、四逆散、桃核承気湯などが挙げられます。

陰証の冷えはここに注目！

「陰」は病期としての陰、病態の性状としての陰の二つの意味がある

日本漢方では、陰陽は、①病期の分類、②病態の性状を示すものです。

六病位では、太陰病期、少陰病期、厥陰病期を合わせて陰証と呼びます。

これは病期の分類としての陰証です。

一方、病態の性状としての陰証は、代謝の低下を背景、悪寒、冷え、機能失調を呈した状態をいいます。

陰証の冷えは本格的な冷え

陰証の冷えは、陽証でみられるような末端の冷えにとどまりません。

下肢なら、膝から下が全部冷える、お腹が冷えて下してしまう、風呂から上がってもすぐに冷えてしまう、など明らかな冷えが存在します。

陰証の主戦場は「裏」

陽証は、病期としては太陽病期、少陽病期、陽明病期と3つに分かれています。

それぞれ「表」、「半表半裏」、「裏」で闘病反応が起こります。

主戦場が異なるために症状もそれぞれ明確に異なり、比較的分類しやすいのが特徴です。

一方で陰証の場合は全て裏で反応が起こります。

いずれも体力低下しているため反応が鈍く、弱々しいのが特徴です。

裏すなわち、消化管に冷えが存在するために、下痢を来たし、尿は薄い尿が頻回に出ます。

四診で注目するポイントはここ

陰証を疑うポイントは、以下の通りです。

望診 顔が青白い

聞診 尿や便臭が少なく、色も薄い

問診 寒がり、低体温、冷えの領域が広い（背中、腰が冷える、お腹が冷える、膝から下全部冷える、など）、薄い尿が頻回

切診 脈が沈、遅、腹力が軟弱

主訴 PMS
足先の冷え
不眠

性別	女性
年齢	40代

【全身症状】
・不眠、寝付きが悪い
　（睡眠薬服用中）
・風邪の後咳喘息
・憂うつになる
・物忘れ
・疲れやすい（生理に関係なく）
・<u>長風呂は苦手</u>（熱を疑う）
・温かいものを好む（寒を疑う）

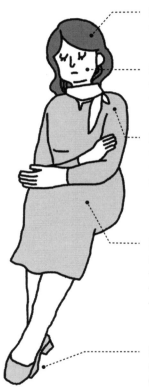

【頭部】
・<u>頭のてっぺんが熱くなる</u>
　（熱を疑う）

【顔面】
・眼が疲れる
・唇が乾く

【上半身】
・首肩背中腰のこり
・左肩の痛み
●<u>上半身に
　汗をかきやすいが**寒がり**</u>
　（上熱下寒を疑う）

【腹部】
● **PMS**
・腹が張る
・ガスが良く出る
・便秘（月経が来ると改善）

【下半身】
●**右足先の冷え**
　（上熱下寒を疑う）
・手足のむくみ

家族歴	既往歴
特記事項なし	５年前から**適応障害**でメンタルクリニックに通院。エスタゾラム、ゾルピデムを服用している。

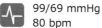 99/69 mmHg
80 bpm

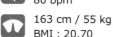 163 cm / 55 kg
BMI：20.70

 36.5 度

食欲

ふつう

小便

1 日 10 回、夜にたま
に 1 回起きる

大便

3 日に 1 回（だいたい
硬い、月経が来ると下
痢、軟便を呈する）

月経

35 日周期、順調。期
間は 5 ～ 8 日、量は
普通。
生理前 1 週間は過食が
ある。月経前 1 日はも
のすごく食べる。月経
前 2 週間くらいはずっ
と気分が沈む。共に月
経が来ると改善する。

その他

5 年ほど前から、仕事
に追われるような時期
が 5 年くらい前にあ
り、それ以来寝付きが
悪い。今は仕事を休職
している（4 か月くら
い）。

漢方医学的所見

陰陽	陽証	虚実	中間
気血水	瘀血・気逆		
五臓	小腹不仁がある→腎虚も併存		

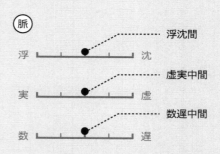

脈

浮沈間

浮 ├──●──┤ 沈

虚実中間

実 ├──●──┤ 虚

数遅中間

数 ├──●──┤ 遅

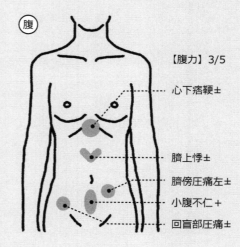

腹

【腹力】3/5

心下痞鞕±

臍上悸±

臍傍圧痛左±

小腹不仁 +

回盲部圧痛±

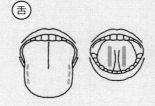

舌

・淡紅

・腫大あり

・歯痕は軽度

・湿潤した薄い白苔

・舌下静脈に怒脹±

経過

☑ 適応障害で休職中（今回の症状は適応障害とは直接関連はない）。

☑ PMS について治療することとした。

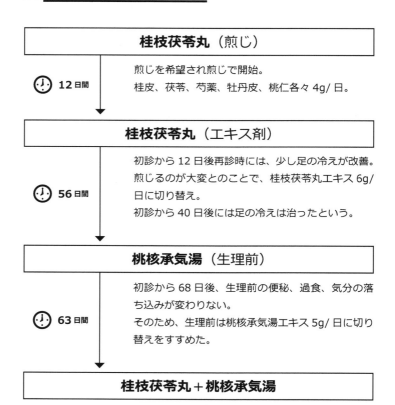

桂枝茯苓丸（煎じ）

🕐 12日間

煎じを希望され煎じで開始。
桂皮、茯苓、芍薬、牡丹皮、桃仁各々 4g/ 日。

桂枝茯苓丸（エキス剤）

🕐 56日間

初診から 12 日後再診時には、少し足の冷えが改善。
煎じるのが大変とのことで、桂枝茯苓丸エキス 6g/
日に切り替え。
初診から 40 日後には足の冷えは治ったという。

桃核承気湯（生理前）

🕐 63日間

初診から 68 日後、生理前の便秘、過食、気分の落
ち込みが変わりない。
そのため、生理前は桃核承気湯エキス 5g/ 日に切り
替えをすすめた。

桂枝茯苓丸＋桃核承気湯

初診から 131 日後、生理前に桂枝茯苓丸 4g/ 日と
桃核承気湯 2.5g/ 日を組み合わせると便秘せずに調
子が良いとのことであった。

考察

本症例は精神疾患で他院通院中でした。休職を要する
レベルであり、精神症状について漢方治療で改善する
ことは難しいと考えました。
そこで、精神疾患の治療は今まで通り続けていただき、
PMS については漢方治療を行うことにしました。

本症例は、頭の熱、長風呂は苦手、脈は浮沈間と陽証
を思わせる所見と右足先の冷え、上半身に汗をかき、
寒がりという「冷え」を思わせる所見とがありました。
足先の冷えは局所的で、上熱下寒によるもの、上半身
の寒がりは汗の気化によるものと考え、全体としては
陽証と考えました。漢方医学的所見では、瘀血、気逆
がみとめられました。陽証で瘀血を呈する場合にまず
上がるのは桃核承気湯、通導散、桂枝茯苓丸あたりです。
脈は虚実中間で腹力中等度でしたので、それほど実証
とはみえず、桂枝茯苓丸から開始しました。

足の冷えは改善したのですが、生理前の便秘が改善し
ないために、桃核承気湯を生理前のみ併用としました。
それで便通が改善しました。
メンタル面での問題がある方ですので、通導散を用い
てもよかったかもしれません。

方剤名
桂枝茯苓丸

桃仁 4.0	
活血化瘀 清熱涼血	
牡丹皮 4.0	
活血化瘀 清熱涼血	
桂皮 4.0	
理気 散寒	
芍薬 4.0	
調経	
茯苓 4.0	
利水 安神	

桂枝茯苓丸は少陽病期の虚実中間証から実証に用います。

比較的しっかりした体格で腹力も中等度以上の場合が多いです。

典型的には左臍傍に圧痛がみられます。肩こり、頭痛、のぼせ、足の冷え、月経異常などがみられます。

本剤が適応する患者さんでも足先の冷えはみられます。加味逍遥散と鑑別に迷いますが、加味逍遥散よりも実証寄りの患者さんに向くこと、精神症状は加味逍遥散ほど目立たないことが鑑別になります。

出典　金匱要略

「婦人、宿癥病あり、経経ちて未だ三月に及ばず、而も漏下を得て止まず、胎動きて臍上に在る者は癥痼妊娠を害すと為す。六月にして動く者は、前三月経水利するの時の胎なり。血下る者は断ちて後三月の胎なり。血止まざる所以の者は、其の癥去らざるが故なり。当にその癥を治すべし。桂枝茯苓丸之を主る」とあります。

方剤名
加味逍遙散

柴胡 3.0		当帰 3.0	
疎肝解鬱 理気		瀉火 涼血止血	
芍薬 3.0		白朮 3.0	
疎肝解鬱 理気		疎肝解鬱 理気	
茯苓 3.0	生姜 0.5	薄荷 1.0	
瀉火 涼血止血	理気 和胃	瀉火 涼血止血	
山梔子 2.0	牡丹皮 2.0		甘草 1.5
活血化瘀	活血化瘀		補気健脾 調和

加味逍遥散は少陽病期の虚証の方剤です。

胸脇苦満がある場合もない場合もあります。

下腹部特に左臍傍に圧痛がある場合が典型例です。

イライラ、不眠、肩こり、冷えのぼせ（上半身は熱く、下半身は冷える）、頭痛、便秘などの症状がみられる場合に用います。

訴えが多く、問診票を書いてもらうと、いくつも○がつくのが特徴的です。

出典 # 薛氏医案

「肝脾血虚、発熱或は潮熱晡熱、或は自汗、盗汗、或は頭痛目渋、或は怔忡寧からず、頬赤く、口乾き、或は月経調わず、或は肚腹痛みを作し、或は少腹重墜し、水道渋痛、或は腫痛して膿を出し、内熱して渇を治す」「血虚、熱有り、偏身掻痒、或は口燥咽乾、発熱、盗汗、食少なく、嗜臥、小便濇滞等の症を治す」とあります。

方剤名
桃核承気湯

桃仁 5.0		
瀉火 涼血止血		

桂皮 4.0		
理気 散寒		

大黄 3.0	芒硝 1.0	甘草 1.5
疎肝解鬱 理気	瀉火 涼血止血	補気健脾 調和

桃核承気湯は陽明病期の実証に用います。

調胃承気湯（大黄、芒硝、甘草）に桃仁と桂皮を加えたものです。

瘀血に気逆を伴う状態に用います。

顔面紅潮、のぼせ、不安、イライラ、下腹部（特にS状結腸部）の圧痛、著明な便秘などがみられます。

出典 ## 傷寒論

「太陽病解せず、熱膀胱に結び、その人狂の如く、血自ずから下る。その外解せざる者は、仍未だ攻むべからず。當に先ず其の外を解し、解し已って、但小腹急結する者は、乃ち之を攻むべし、桃核承気湯に宜し」とあります。

方剤名
四逆散

柴胡			
5.0			
瀉火			
涼血止血			

枳実	芍薬
2.0	4.0
活血化瘀	理気
	散寒

甘草
1.5
補気健脾
調和

四逆散は少陽病期虚実中間証の方剤です。

腹力は中等度で、左右胸脇苦満があり、両側腹直筋攣急があるのが典型的です。

少陽病期という陽証にありながら、四肢が冷たいのが特徴です。

これは、気が四肢に行らず、四肢の逆冷を現す"熱厥"であるとされます。

気鬱があり、不安、イライラ、不眠がみられます。

※本症例では用いませんでしたが、陽証で冷えがある時に用いるものの一つとしてここ
に掲載しました。

出典 **傷寒論**

「少陰病四逆し、其の人或は欬し、或は悸し、或は小便利せず、或は腹中痛
み、或は泄利下重する者、四逆散之を主る」とあります。

主訴 冷え症 低体温 低血圧

性別	女性
年齢	40代

【全身症状】
・低血圧（虚証？）
・疲れやすい（虚証？）
・憂うつになる
・物忘れ
・イライラする
・歩いていてフワフワする
・なるべく温かいものをのむ

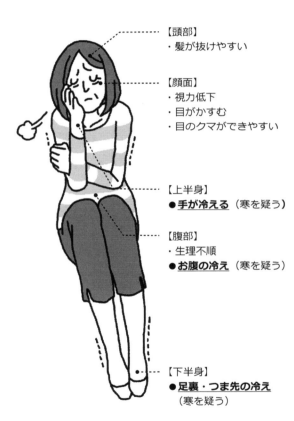

【頭部】
・髪が抜けやすい

【顔面】
・視力低下
・目がかすむ
・目のクマができやすい

【上半身】
●**手が冷える**（寒を疑う）

【腹部】
・生理不順
●**お腹の冷え**（寒を疑う）

【下半身】
●**足裏・つま先の冷え**
（寒を疑う）

家族歴	既往歴
母狭心症	生理不順で、A大学病院婦人科に受診。高プロラクチン血症と診断。ちなみに甲状腺は問題なし。カバサールを処方されて服用している。

85/38 mmHg
88 bpm

 152 cm / 48 kg
BMI：20.78

 36.7 度

食欲

よい

小便

1日4〜5回
やや不利

大便

1日1回
（普通から軟便）

月経

25〜28日周期で、期間は7日、量は普通。

睡眠

<u>足が冷えると寝付きが悪く眠れない（電気あんか、湯たんぽを使うと眠れる）（寒を疑う）。</u>考え事をしていると頭が冴えてしまい、眠れない。

その他

いつもは**体温35度台**（寒を疑う）。**血圧は90前後、下が50〜60位**。健診ではいつも**低血圧**を指摘されていた。いつぐらいからは分からない。たぶん30代になってから。冷え症はここ3〜4年くらい。

漢方医学的所見

陰陽	冷え症が顕著であり陰証
虚実	脈、腹→虚証

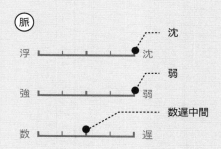

脈

沈
浮 ———————●— 沈

弱
強 ————————●— 弱

数遅中間
数 ———●——————— 遅

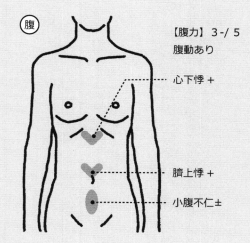

腹

【腹力】3-/ 5
腹動あり

心下悸 ＋

臍上悸 ＋

小腹不仁±

舌

・淡白紅
・腫大はごく軽度（水滞を疑う）
・歯痕もごく軽度（水滞を疑う）
・湿潤した薄い白苔に覆われる

経過

真武湯＋アコニン散＋桂枝加苓朮附湯

🕐 **18**日間

真武湯エキスを3g/日から。
冷えの改善が不十分なら附子の追加を検討する。
痛みがあれば、桂枝加苓朮附湯併用を検討する。

↓

真武湯 増量

🕐 **17**日間

初診から18日後、症状変わりなし。
真武湯を4.5g日分3に。

↓

アコニンサン 増量

🕐 **21**日間

初診から35日後、変わりない。血圧も低め。
アコニンサン166.67mgを3錠/日追加。

↓

処方変わらず

🕐 **56**日間

初診から56日後、「すごく変わった！」という。
歩く都疲れていたのが、なくなった。
体温が低温期と高温期に別れるようになった。

↓

処方変わらず

🕐 **63**日間

初診から112日後、フラフラすることがなくなった。
また、のぼせることもない。
便が有形になってきた。

↓

処方変わらず

初診から175日後、
血圧が107/69と徐々に上昇してきた。
冷えも手は温かい。

考察

低体温、寒がり、軟便、脈は沈で弱と、どこから見ても陰証の症例です。冷えが顕著であり、熱剤と呼ばれるような生薬を含む方剤が必要になると思われました。

乾姜、附子、山椒などを含む方剤から選ぶことにしました。そのうち、腹部に拍動を触れること、尿不利、ふわふわとしためまいがみられること、低血圧であることから、附子を含み、尿不利や低血圧にも対応出来る方剤ということで、真武湯を選択しました。

漢方エキス製剤一般に言えることですが、同じ方剤名だから、効き目も一緒ということはありません。それは、色々な理由が考えられます。その理由の一つには、含まれる生薬の量の違いがあります。

たとえば、真武湯でも、A社の真武湯には日局ブシ末0.5g（製品7.5g中）。B社の真武湯には日局ブシ末（ほうぶし）1.0g、C社の真武湯は、日局ブシ1.0g含まれています。

今回は一番附子しっかりと効かせるために附子を1.0g含む真武湯を選択しました。それでも冷えがとれないためにアコニンサンという附子の錠剤を併用しました。附子の副作用に注意しつつ少量から漸増しました。

増量後は比較的早期に温まるようになり、血圧も上昇していきました。

方剤名
真武湯

茯苓	
5.0	
利水、止瀉	
補気健脾	

白朮	芍薬
3.0	3.0
利水、止瀉	補血
補気健脾	止痛

附子	生姜
1.0	1.0
補陽	散寒、理気
散寒	止嘔

少陰病の患者さんに用います。

腹力は軟弱で、腹部動悸（心下悸や臍上悸）を触れます。

冷えが顕著で、だるくて、疲れやすいと患者さんは訴えます。

下痢があり、小便不利（尿が少ない）です。

出典 　傷寒論（太陽病・少陰病・発汗後病）

「太陽病、汗を発し、汗出でて解せず、其の人仍発熱し、心下悸、頭眩、身潤動、振振として地に擗れんと欲する者は、真武湯之を主る」（太陽病）、「少陰病、二三日已まず、四五日に至って腹痛、小便不利、四肢沈重疼痛し、自下利する者は、此れ水気有りと為す、其の人或は欬し、或は小便利し、或は利せず、或は嘔する者は、真武湯之を主る」（少陰病）

方剤名
人参湯

人参 3.0		白朮 3.0	
補気健脾		補気健脾 利水	
甘草 3.0		**乾姜** 3.0	
補気健脾 生津		散寒、補陽 止嘔	

腹力は軟弱、心下痞があり、手足は冷えて、胃弱で、便は軟便から下痢ですが、
真武湯に比べると下痢は激しくありません。
口には生唾がたまりやすいです。
より冷えが強い場合には、附子を含む附子理中湯として用います。
三和生薬からは附子理中湯がエキス製剤で販売されております。
他社の人参湯に附子末やアコニンサン錠を追加して附子理中湯とする方法もあります。

出典 **傷寒論**（霍乱病、陰陽易差後労復病）、**金匱要略**

「吐利し、頭痛、発熱し、身疼痛し、熱多く水を飲まんと欲する者は、五苓
散之を主る。寒多く水を用いざる者は、理中丸之を主る」（霍乱病）「大病
差えて後、喜ば唾し、久しく了了たらざる者は、胃上に寒有り。当に丸薬
を以て之を温むべし、理中丸に宜し」（陰陽易差後労復病）
※なお、原典中の理中丸が現在の人参湯に相当すると考えられます。

「胸痺、心中痞し、留気結ぼれて胸に在り、胸満し、胸下より心に逆槍す、
枳実薤白枝湯之を主る。人参湯も亦之を主る」

方剤名
当帰四逆加呉茱萸生姜湯

当帰 3.0	芍薬 3.0
補血活血 散寒	止痙、止痛 補血

桂皮 3.0	細辛 2.0
散寒	散寒 止痛

呉茱萸 2.0	木通 3.0	生姜 1.0
散寒止痛 止嘔	利水 清熱	散寒止痛 止嘔

大棗 5.0
健脾

甘草 2.0
健脾 止痛

主として動脈の血行障害により生じた四肢の冷えを改善させる方剤です。

しもやけに良く用いられます。

腹力は軟弱。典型的な場合には、鼠径部を押すと痛みをうったえます。

また、下腹部痛にも用いられます。

出典 **傷寒論**（厥陰病）

「手足厥寒、脈細にして絶えんと欲する者は、当帰四逆湯之を主る。若し其の人内に久寒有る者は、当帰四逆加呉茱萸生姜湯に宜し」

第 3 章

疲労

だるさ、疲労感

だるさ、疲労感を漢方医学的に訳すなら気虚

だるさ、疲労感を漢方医学の言葉に置き換えるならば、気虚と言います。

気虚とは、生命エネルギーである「気」が不足した状態のことをさします。だるさ、疲労感のほか、気力が出ない、カゼを引きやすい、舌の腫大、腹力が軟弱などの症状がみられます。

気は例えれば、トラック、血はその積み荷です。気虚になると、その積み荷も届かなくなるために、気虚に血虚を合併します。

また、気虚は気逆を合併することがあります。

気虚を陰陽虚実、気血水、五臓で考えると

一目見て明らかに気虚を疑う症例をみたときにも、陰陽虚実、気血水、五臓のどこに問題点があるのかを順に考えて行きます。

陰陽については、冷えのところで説明しました。冷えがより広汎で程度が強い、顔は青白く、脈が沈であるなどがあれば、陰証。冷えはあっても一部で全体としては熱が優勢であるのが陽証でした。まず陰証か陽証かを区別します。

次に虚実ですが、気虚があって、実証というのは理屈に合いませんね。気虚を呈している時には、陰証でも陽証でも虚証として良いと思います。

次に気では、気虚に気逆を伴うことがあります。

血では、血虚を伴いやすいです。それは先に述べた通りです。

五臓では、気の産生、貯蔵に関係するのは、脾、肺、腎です。気虚の治療では、このいずれに問題がないかを考えて行きます。

気虚の治療法

気を作り出すのは、脾と肺です。特に気虚の場合には脾胃の力をつけることで気を補います。

気虚に用いられる方剤は、桂枝湯類と人参湯類が2トップです。桂枝湯類は、桂枝加芍薬湯、小建中湯、黄耆建中湯、当帰建中湯などが含まれます。人参湯類では、補中益気湯、清暑益気湯、六君子湯、四君子湯、人参湯など。

その他桂枝湯でも人参湯でもないものとしては、真武湯があります。

血虚より気虚の治療を優先する

気虚と血虚が合併しやすいことは先に触れました。合併するなら、一緒に治療すればいいかというと、そう簡単ではありません。

気虚の人は、もともと胃弱だったり、胃もたれを起こしやすいことがあります。胃弱だから、気虚になっているとも言えますが。そのような人に血虚の薬（補血剤とか補血薬と言います）を服用してもらうと、胃もたれ、胸焼けを起こすことがあります。そのため、胃弱であることが分かっている場合には、まず気虚の治療を優先します。脾胃の力をつけてから、血虚の治療を行います。

場合によっては、気を補うことで血虚の治療をしなくとも、血虚の症状が改善する場合もあります。気血両虚をみたら、まずは気虚を優先して考えましょう。

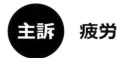

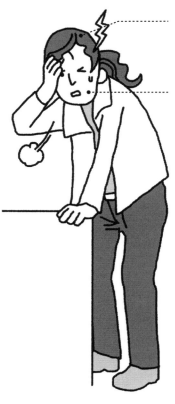

主訴 疲労

性別	女性
年齢	40代

【全身症状】

● **疲れやすい**
　（寝ても寝ても疲れている）
　（気虚を疑う）

・寝汗をかく（虚証を疑う）

・皮膚はカサカサ（血虚を疑う）

・皮膚の痒み（血虚を疑う）

・温かい物を好む（寒を疑う）

・寝不足の時には動悸がある
　（血虚を疑う）

・頭痛があるとすぐ戻してしまう

・花粉症

【頭部】

・頭痛

・頭重感

【顔面】

・視力低下

・くしゃみ、鼻水

・口の中が乾燥する

・唇が渇く

・口が苦い

家族歴	既往歴
特記事項なし	25歳時に左足首の骨折で入院手術。 現在ピルを服用している。子宮筋腫があるため。10年くらい続けている。

141/94 mmHg
102 bpm

 170 cm / 52 kg
BMI : 17.99

36.5 度

食欲

普通。
最近はお腹がすく。

小便

1日6回

大便

お腹が重いと下剤を飲
む。生理前はけっこう
苦しい。

睡眠

寝付きが悪い。朝起き
るのがつらい。会社も
休んでしまう。

その他

今までも疲れやすかっ
たけど、最近疲れがと
れない。仕事は出来て
いる。能率が落ちてい
るというようなことは
ない。休みは横になっ
ている。平日でも家に
帰るとすぐ横になる感
じ。
昔に比べれば物忘れは
ある。長風呂は平気で
のぼせない。立ちくら
みは最近はない。

漢方医学的所見

陰陽	陰証	虚実	中間

気血水　気血両虚、水滞の可能性

（脈）

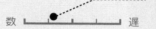

浮 ————●———— 沈　　浮沈間

緊 ——弦●———— 緩　　弦

実 ———●———— 虚　　虚実中間

数 ——●————— 遅　　やや数

（腹）

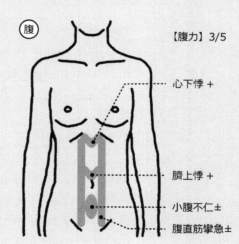

【腹力】3/5

心下悸 +

臍上悸 +

小腹不仁±

腹直筋攣急±

（舌）

・正常紅からやや暗赤色
・腫大軽度（歯痕はなし）
・乾湿中等度の薄い白苔
・正中に裂紋（以前からある）

経過

十全大補湯

🕐 14日間

急性に来た疲労感。気血両虚。
当帰建中湯、小建中湯、帰脾湯、十全大補湯あたり。
精神症状は余り目立たないため帰脾湯は除外。
建中湯類だと補血が不十分。
まず十全大補湯エキス7.5gから開始。

処方変わらず

🕐 28日間

初診から14日後、疲れは少し良くなったという。
足の冷え、頭痛、肩こりはまだあるという。
処方を持重。

処方変わらず

🕐 21日間

初診から42日後。薬が切れていた。
十全大補湯を再開。

五苓散 頓用で追加

🕐 21日間

初診から63日後、疲れは変わらず。
頭痛があるとのことで五苓散を頓用。

人参養栄湯 に切替

🕐 28日間

初診から84日後変わりないとのこと。
眠れないとのことで人参養栄湯エキス7.5gに切り
替え。

処方変わらず

🕐 112日間

初診から112日後ずいぶん良くなっている。
疲れがとれてきている。処方継続。

補中益気湯 ＋ 五苓散

⏰ **21** 日間

初診から 224 日後冷えはないが、疲れやすい。
補中益気湯エキス 12g へ切り替え。
頭痛時の五苓散頓用は有効。

六君子湯 に切替

⏰ **70** 日間

初診から 245 日後、
補中益気湯を飲むと動悸がするとのこと。
胃が張るとも食べたものが残る。
六君子湯エキス 9g に切り替え。

処方変わらず

初診から 315 日後、
疲れが取れて、元気に過ごしている。

考察

陰陽については、手足の冷えがあり、長風呂が平気で温かいものを好むとのことから、陰証としました。

疲れやすく、寝汗をかくことから気虚、皮膚の乾燥、痒みがあることから血虚が存在するものと考えました。

頭痛、舌の腫大、腹部動悸があり、水滞も存在する可能性がありました。

疲労感が主訴でしたので、水滞よりも、気血両虚の治療を優先ということで、十全大補湯を選択しました。

初診から2週間後で疲れが少し軽減されましたが、一時治療を中断し、6週間後に受診されました。

9週間後受診の際に頭痛を訴えられたため、五苓散を頓用で処方しました。この五苓散の頓用は頭痛軽減には効果的でした。

不眠の訴えもあり、十全大補湯から人参養栄湯に切り替えを行ったところ、疲れもとれ、睡眠も改善を得られました。

檜山幸孝先生によれば、慢性に経過した患者さんでは、気も血も水もみな異常を来すとのことでした。それから考えれば、本症例が気・血・水全てにおいて異常を呈したのは珍しいことではないのかもしれません。

血虚の症状は次第に軽減したため、人参養栄湯から補中益気湯、六君子湯と変更し、疲労感はその後悪化することなく経過しました。

方剤名
十全大補湯

人参 2.5 - 3.0
補脾益気

白朮（蒼朮も可） 3.0 - 4.0	茯苓 3.0 - 4.0
補気 利水	補脾益気 利水

甘草 1.0 - 2.0	桂皮 3.0	黄耆 2.5 - 3.0
補脾益気 調和	補陽散寒 止痛	補脾益気

当帰 3.0 - 4.0	地黄 3.0 - 4.0
補血	補血 滋陰

芍薬 3.0	川芎 3.0
補血 止痙	行気活血 止痙

十全大補湯は、太陰病期虚証の方剤です。腹力は軟弱で時に腹部動悸を触れます。

気虚に用いる四君子湯と血虚に用いる四物湯、さらに桂枝、黄耆を加えたものです。

気力がなく、疲れやすく、顔色は悪く、血虚のために皮膚は枯燥しています。

さらに食欲低下を伴うような場合に用います。

帰脾湯との鑑別に悩む場合がしばしばあります。

帰脾湯は、精神症状が合併する場合に用いると良いと思われます。

出典 # 太平恵民和剤局方（巻五 諸虚）

「男子婦人、諸虚不足、五労七傷、飲食進まず、久病虚損、時に潮熱を発し、気骨脊を攻め、拘急疼痛、夜夢遺精、面色痿黄、脚膝力無く、一切の病後、気旧の如からず、憂愁思傷、気血を傷動し、喘嗽中満、脾腎の気弱く、五心煩悶するを治す。並に皆之を治す。此の薬性温にして熱せず、平補にして効あり。気を養ひ、神を育し、脾を醒まし、渇を止め、正を順らし、邪を避け、脾胃を温暖して其効具に述ぶべからず」

方剤名
五苓散

茯苓 3.0 - 4.5	猪苓 3.0 - 4.5
利水消腫	利水消腫

蒼朮（白朮も可） 3.0 - 4.5	
利水消腫	

沢瀉 4.0 - 6.0	桂皮 2.0 - 3.0
利水消腫 清熱	理気 散寒

五苓散は、少陽病期の虚実中間証の方剤です。

腹力は中等度、典型例では心下痞があり、腹部動悸を触れます。

利水薬と呼ばれる方剤の一つです。

茯苓、猪苓、朮に加えて沢瀉が入り、利水作用は強いです。

尿量減少、口渇、めまい、頭痛、嘔気などに対して用います。

気圧が下がる前、天候が悪化する前に強くなるような頭痛に対して効果があります。

頭痛に五苓散を用いる場合には、腹部動悸の有無はそれほど拘る必要はないです。

出典 # 傷寒論、金匱要略

複数の条文がありますので、代表的なものを示します。

「脈浮にして小便利せず、微熱消渇の者は、宜しく小便を利し、汗を発すべし。五苓散之を主る。渇して水を飲まんと欲し、水入れば則ち吐する者は、名づけて水逆と曰う。五苓散之を主る」（金匱要略；消渇小便利淋病）

方剤名
人参養栄湯

人参
3.0
補脾益気

当帰
4.0
補血

人参養栄湯は、十全大補湯から川芎を去り、遠志、五味子、陳皮を加えたものです。腹力は軟弱です。気虚の症状である虚弱、易疲労感、食欲低下、血虚の症状である貧血、不眠、動悸、健忘のほか、咳などがある場合に用います。

白朮（蒼朮も可）
4.0
補脾益気

地黄
4.0
補血

茯苓	黄耆
4.0	1.5 - 2.5
補脾益気 安神	補脾益気 生肌、固表

芍薬	遠志	甘草	五味子
2.0 - 4.0	1.0 - 2.0	1.0 - 1.5	1.0 - 1.5
補血	補血安神	補脾益気 調和	止咳 平喘

桂皮	陳皮（橘皮も可）
2.0 - 2.5	2.0 - 2.5
補陽散寒	理気

五臓で考えると、心（不安、不眠）・脾（食欲低下）・肺（咳）などが合併している場合に用いる場合に適応します。

出典 ## 太平恵民和剤局方（巻五 痼冷）

「積労虚損、四肢沈滞、骨肉酸疼、吸吸として少気、行動喘唦、小腹拘急、腰背強痛、心虚驚悸、咽乾唇燥、飲食味なく陽陰衰弱、悲憂惨戚、多臥少起、久しき者は積年、急なる者は百日、漸く痩削に至る。五臓気竭き、振復すべきこと難きを治す。又肺と大腸と倶に虚し、咳嗽下利、嘔吐、痰涎を治す」

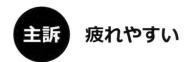

性別	女性
年齢	40代

【全身症状】
● **疲れやすい**（気虚を疑う）
・<u>寝汗をかきやすい</u>（虚証を疑う）
・のどが渇く
・水分をよくとる
・皮膚のかゆみ

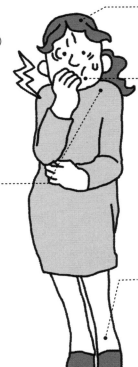

【頭部】
・頭痛
・髪が抜けやすい

【顔面】
・目の下のクマがある
　（消えるときもある）
・痰
・ニキビ

【上半身】
・胸やけ
・肩こり

【下半身】
・腹痛
・足の冷え
　（特に左膝から甲まで）

家族歴	既往歴
父糖尿病 母気管支拡張症	切迫早産

120/65 mmHg
72 bpm

167 cm / 54 kg
BMI : 19.36

36.1 度

食欲

よい

小便

1 日 7 回

大便

1 日 1 回（普通便）

睡眠

よいが、朝からすっき
りと起きられない

月経

25 日周期、期間は 5
日。月経痛、排卵痛あ
り。

その他

長風呂は苦手。
常温のものをとる。

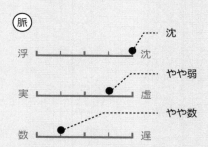

（漢方医学的所見）

陰陽	陽証（明らかな冷えがみられない）
虚実	やや虚証（脈、腹力などから）
気血水	気虚（疲れやすい、寝汗）、気逆（頭痛） 血虚（皮膚の乾燥、痒み、髪が抜けやすい）

脈

浮 ├──┼──┼──┼─●─┤ 沈 ……… 沈

実 ├──┼──┼─●┼──┤ 虚 ……… やや弱

数 ├─●┼──┼──┼──┤ 遅 ……… やや数

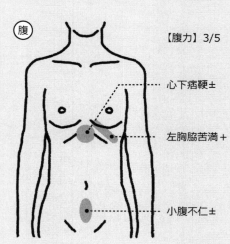

腹

【腹力】3/5

心下痞鞕±

左胸脇苦満＋

小腹不仁±

舌

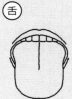

・正常紅
・腫大あり
・歯痕はごく軽度
・乾湿中等度の微白苔

経過

補中益気湯

🕐 **14 日間**

まず気虚の改善を優先することにして
補中益気湯エキス 12g 分 3 から開始。

処方変わらず

🕐 **28 日間**

初診から 14 日後、
再診、飲み始めた翌日から疲れや頭痛がとれた。
寝汗もなくなった。

処方変わらず

🕐 **21 日間**

初診から 42 日後、
ちょっとムカムカしたことはあったが、食欲は普通
にある。イライラはなくなっている。何となく調子
が良い。

＋ 清上防風湯

🕐 **21 日間**

初診から 63 日後、疲れもとれているので、疲れの
治療と並行して皮膚の治療を開始しました。
顔の症状に限定されていたため、
清上防風湯エキス 5g 分 2 を併用。

清上防風湯を**十味敗毒湯**に変更

🕐 **28 日間**

初診から 84 日後、
痒みがとれないため、十味敗毒湯エキス 5g 分 2 に
変更し、補中益気湯と併用しました。

処方変わらず

初診から 112 日後、
むかつきがなく順調。疲れもなく、顔の痒みもとれ
た。

考察

どこから手をつけるか悩みましたが、すぐ横になりたくなるとのことからは、やはり気虚の改善を図るのを優先しようと考えました。

飲み始めてすぐに頭痛がなくなったという話には、正直驚きました。プラセボ効果もあったかもしれません。ニキビの治療については当初は主訴の疲れがとれてからにしようと考えていました。
初診から9週間が経過し、疲れもとれているので、疲れの治療と並行して皮膚の治療を開始しました。顔の症状に限定されていたため、当初清上防風湯を併用しましたが、痒みがとれませんでした。やむを得ず十味敗毒湯に変更し、補中益気湯と併用しました。
その後は疲れもなく、顔の痒みもとれました。

さて、この頭痛について、原因はいったい何かと悩みました。先に示したとおり、気虚の原因としては、「気」の産生低下、あるいは「気」の消耗が原因となります。この症例の場合には、気を消耗するようなストレスがかかっていたのではないかと思われます。
気虚があると、気逆も合併しやすくなります。この気逆の症状の一つに頭痛があります。この気虚と気逆が合併したことによる頭痛ではなかったかと推測します。

方剤名 補中益気湯		黄耆 3.0 - 4.5		
		補脾益気		
人参 3.0 - 4.0		甘草 1.0 - 2.0		
補脾益気		補脾益気		
当帰 3.0		白朮（蒼朮も可） 3.0 - 4.0		
補血		補脾益気 利水、止瀉		
升麻 0.5-2.0	柴胡 1.0 - 2.0	陳皮 2.0 - 3.0	大棗 1.5 - 3.0	生姜 0.5
升提	升提	理気	補脾益気	理気

補中益気湯は、疲れやすい、食欲がない、発汗し、便が緩い場合など気虚の代表的な症状を治す方剤です。腹力は軟弱で、時に臍上悸を触れます。

補脾益気作用のほか、升提作用があります。升提とは、下がったものを上げる働きのことです。子宮脱、脱肛、直腸脱などの内臓下垂、胃腸の弛緩性漸増運動低下、膀胱麻痺による尿閉、括約筋の緊張低下による失禁などを改善します。

出典 **内外傷弁惑論**（巻一 飲食労倦論）

「内脾を傷れば乃ち其の気を傷る。外風寒に感ずれば乃ち其の形を傷る。外を傷るを有余と為し、有余なる者は之を瀉す。内を傷るを不足と為し、不足なる者は之を補う。之を汗し、之を下し、之を吐し、之を剋しりは皆瀉なり、之を温め、之を和し、之を調え、之を養うは皆補なり。内傷は不足の病なり。苟くも誤認して外感有余の病と作して反って之を瀉する時は、則ち其の虚を虚するなり。難経に云う、実を実し、虚を虚し、不足を損ねて有余を益す。此の如くして死する者は医、之を殺すのみと。然らば則ち奈何。曰く、惟当に甘温の剤を以て其の中を補い、其の陽を升らし、甘寒以て其の火を瀉する時は則ち愈ゆべし。『内経』に曰く、労する者は之を温め、損する者は之を温むと。蓋し温は能く大熱を除く。大いに苦寒の薬にて胃土を瀉することを忌むのみ。今、補中益気湯を立つ」

方剤名

清上防風湯

防風 2.5 - 3.0		薄荷 1.0 - 1.5	黄連 1.0 - 1.5
祛風、解表 止痛		発散、止痒 止痛	解毒清熱 消炎、抗菌
黄芩 2.0 - 3.0	連翹 2.5 - 3.0		山梔子 1.5 - 3.0
解毒清熱 化膿を抑える	排膿消腫		解毒清熱
白芷 2.5 - 3.0	枳実 1.0 - 1.5	荊芥 1.0 - 1.5	
排膿消腫	解熱清熱、発散、排膿促進	解熱、清熱発散	
桔梗 2.5 - 3.0	川芎 2.0 - 3.0		甘草 1.0 - 1.5
排膿 薬効を上部に引き上げる	白芷と組んで上部に働かせる、活血		消炎 調和

少陽病期の実証に用います。

のぼせ、顔を中心として上半身ににきびがみられます。

無汗で、便秘傾向があります。

本症例に関していえば、実証ではなかったために、奏功しなかったかもしれません。

出典 **万病回春**（巻五 面病）

「面瘡を生ずるは、上焦の火也。清上防風湯、上焦の火を清し、頭面に瘡癤、風熱の毒を生ずるを治す」

方剤名
十味敗毒湯

独活 1.5 - 3.0	防風 1.5 - 3.5	荊芥 1.0	柴胡 2.5 - 3.5
祛風	祛風、利水 止痛、止痒	祛風 利水	清熱瀉火 祛風

川芎 2.5 - 3.5	桔梗 2.5 - 3.5
排膿 活血	排膿

茯苓 2.5 - 4.0	甘草 1.0 - 2.0	生姜 1.0
補脾益気	補脾益気 調和	和胃

桜皮（樸樕） 2.5 - 3.5
清熱、解毒 祛風

少陽病期の虚実中間証に用います。

小柴胡湯の適応する体質傾向を有し、神経質で胸脇苦満がみられます。

化膿性のにきびに用いると良いとされます。

瘍科方筌では「癰疽及び諸の般瘡の瘡腫の初起、憎寒・壮熱し、焮痛する者を治す」とあり、初期の面皰に用いる方剤でしょう。

出典 瘍科方筌（癰疽門）

「十味敗毒散、家方、癰疽、及び諸般の瘡腫起こりて、増寒壮熱、疼痛する者を治す」「諸疔瘡、発熱悪寒、頭痛、疼痛の者を治す」

性別	男性
年齢	50代

主訴 とても疲れやすい
眠りが浅い

【全身症状】

●**疲れやすい**（気虚を疑う）

・眠りが浅い

・立ちくらみ

・<u>温かい物を好む</u>（寒を疑う）

・糖尿病の傾向

・膵炎

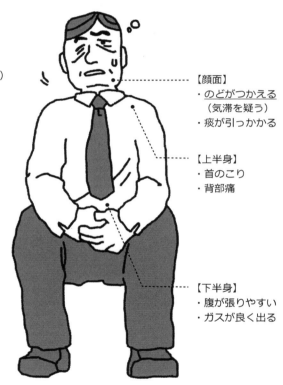

【顔面】

・<u>のどがつかえる</u>
　（気滞を疑う）

・痰が引っかかる

【上半身】

・首のこり

・背部痛

【下半身】

・腹が張りやすい

・ガスが良く出る

家族歴	既往歴
特記事項なし	3年前に背部痛があり、自分から専門医に受診したところ、膵炎を指摘された。現在B大学病院消化器科に定期的に半年ごとに通院している。服薬はなし。

104/77 mmHg
93 bpm

 172 cm / 80 kg
BMI : 27.04

36.7 度

食欲

よい。

小便

1 日 10 回

大便

1 日 3 回、軟らかい〜
下痢（寒を疑う）

睡眠

寝付きが悪い、眠りが
浅い。
朝起きた時に疲れがと
れない。早く目が覚め
る。12 時に寝て、4
時 5 時に目が覚めて、
6 時くらいまでウトウ
ト。前は朝 6 時まで
ぐっすり眠れていた。
眠りの浅い感じと疲れ
やすさは連動している
ように感じる。

その他

4 〜 5 年前から疲れや
すくなった。
長風呂は平気（寒を疑
う）
冷え症とは思わない

漢方医学的所見

陰陽	陰証・太陰病期（長風呂は平気で、温か いものを好む他、軟便がちだとのこと）
虚実	中間
気血水	気虚、気滞

脈

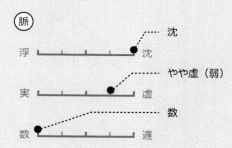

腹

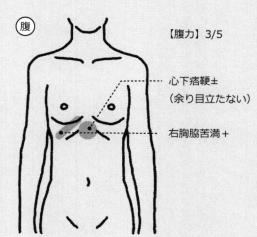

【腹力】3/5

心下痞鞕±
（余り目立たない）

右胸脇苦満＋

舌

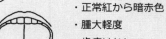

・正常紅から暗赤色
・腫大軽度
・歯痕はなし
・乾湿中等度の微白苔

経過

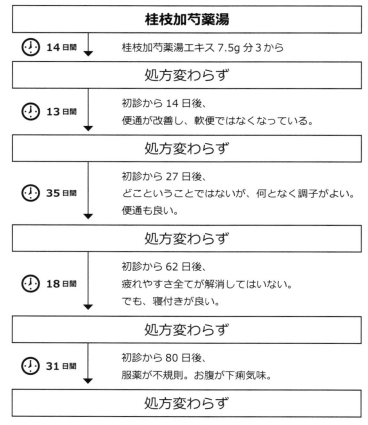

桂枝加芍薬湯

🕐 **14 日間**

桂枝加芍薬湯エキス 7.5g 分 3 から

処方変わらず

🕐 **13 日間**

初診から 14 日後、
便通が改善し、軟便ではなくなっている。

処方変わらず

🕐 **35 日間**

初診から 27 日後、
どこということではないが、何となく調子がよい。
便通も良い。

処方変わらず

🕐 **18 日間**

初診から 62 日後、
疲れやすさ全てが解消してはいない。
でも、寝付きが良い。

処方変わらず

🕐 **31 日間**

初診から 80 日後、
服薬が不規則。お腹が下痢気味。

処方変わらず

初診から 111 日後、
服薬を規則的にしたら、お腹の調子が落ち着いてき
た。疲れやすさも落ち着いている。寝付きも良い。

考察

人参湯類か、建中湯類か。ここでも鑑別が必要になります。腹部診察では、心下痞鞕は目立ちませんでした。冷えも目立たないことから、人参湯は外しました。また、ガスがよく出る、お腹も張りやすいとのことで一瞬六君子湯も頭に浮かびましたが、胃内停水はありません。BMI27 で、食欲も良好とのことでしたので、六君子湯も除外しました。以上から、建中湯類を用いることにしました。小建中湯を用いるほど虚しているわけではないと思われたため、桂枝加芍薬湯を選択しました。

服薬開始当初、疲労感に先行して便の性状が改善しました。疲労感の改善には結局 3 ヶ月近くかかりました。標的とする症状の改善がない場合、処方を変更したくなるのが人情ですが、標的症状以外の随伴する症状が改善している場合（本症例では便通）には、効いているものと考えて継続してみましょう。特に体質改善を狙う場合には長期戦を覚悟する必要があります。
なお人参湯と桂枝湯の二者択一しかないように書きましたが、これらの合方もあり得ます。例えば上腹部の症状と下腹部の症状が合併しているような場合。食後に心窩部の膨満感があり、いつまでも食べたものが残っている。お腹でチャポチャポと水の音がする。しかも、疲労感、軟便がある。といったようなケースです。
ただし、その場合に最初から 2 剤を併用してしまうと、何が効いているのか、効いていないのかが、分からなくなります。まずは 1 剤から。その効果を確かめつつ、必要ならばもう 1 剤を併用するのが良いでしょう。

方剤名
桂枝加芍薬湯

桂皮 3.0 - 4.0		
散寒		

芍薬 6.0		
止痛 止痒		

甘草 2.0	生姜 1.0 - 1.5	大棗 3.0 - 4.0
補脾益気 止痛、調和	散寒、理気 止嘔	補脾益気

腹力は軟弱ですが、腹直筋攣急があります。

攣急があると言っても、この場合の腹直筋は薄くてベニヤ板のようなペラペラした手応えです。

下痢・便秘をくりかえし、腹部膨満（虚満）がみられる、といった状態に用いられます。

症例の考察でも触れましたが、桂枝加芍薬湯と小建中湯の適応は似ています。

小建中湯は桂枝加芍薬湯に膠飴（≒水飴）を加えたものです。

小建中湯を必要とする人は、大量の水飴を必要とするくらい虚している状態なのです。

出典 ## 傷寒論（太陰病・発汗吐下後病）

「本太陽病、医反って之を下し、因って而して腹満し、時に痛む者は、太陰に属するなり。桂枝加芍薬湯之を主る。大実痛する者は、桂枝加大黄湯之を主る」（太陰病）「本太陽病、医反って之を下し、而るによって腹満し、時に痛む者は、太陰に属するなり。桂枝加芍薬湯之に属す」（発汗吐下後病）

イライラ

note. **イライラ**

イライラは肝か心か？

イライラを患者さんが訴える場合に、肝の異常なのか、心の異常なのか、それとも両方なのかを考える必要があります。まず、患者さんが怒りをイライラと表現しているのか、それとも、不安でソワソワしてしまう状態をイライラと表現しているのかでも大きく異なります。怒りであれば、肝の異常（陽気の亢進）を考えます。不安でソワソワしてしまうのであれば、心の異常（陽気の亢進）を考えます。

肝の異常（陽気の亢進）を疑う症候

イライラして怒りっぽい、入眠困難、頭痛、めまい、目の充血、痙攣など
診察所見としては、舌が紅で、脈は弦脈、胸脇苦満が出現します。

心の異常（陽気の亢進）を疑う症候

寝付けない、顔面紅潮、焦燥、じっとしていられない、動悸など
診察所見としては、舌尖に赤みがあり、脈は浮、実、数。腹部では動悸をふれることがあります。
心の母は肝です。「母」である肝の陽気が過剰に亢進すれば、「子」である心の陽気も煽られて亢進してしまいます。肝、心の陽気が亢進した状態になり、強い不眠、動悸、不安、躁などの症状が出現します。これを心肝火旺と呼びます。

木克土

これは、肝が脾胃に悪影響を及ぼすという意味です。肝気が亢進して、脾胃の働きを障害するために起こります。例えるならば、イライラして、食欲がなくなるような状態です。具体的には、食欲不振、腹部膨満、腹鳴、腹痛、呑酸、悪心・嘔吐などの症状が現れます。この場合、脾胃の治療だけでは症状の改善は見込めません。上流である肝の気の流れを改善する治療と、脾胃の力をつける治療が必要になります。

主訴 イライラ、憂うつ
肩こり
頭痛

性別	女性
年齢	40代

【全身症状】

● **イライラする**
（肝気の亢進を疑う）

● **憂うつになる**

・疲れやすい（気虚を疑う）

・立ちくらみ

・のぼせやすい（気逆を疑う）

・温かい物を好む

・好き嫌いが多く、肉は食べない

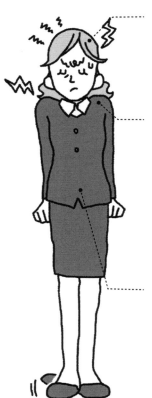

【頭部】

・頭痛（気逆を疑う）

【上半身】

・肩こり（首のつけ根）
生理前に限らず
ずっとある

・首のこり

【下半身】

・お腹がすごく張る
（気滞を疑う）

・少量で茶色の滞下
生理5日前くらいから
周期は28日で順調
期間は5日、量は多い

家族歴	既往歴
特記事項なし	花粉症

108/68 mmHg
68 bpm

 164 cm / 57 kg
BMI : 21.19

36.3 度

食欲

ふつう

小便

1日5回

大便

1日1回、普通便。最近やや軟らかい。

睡眠

よい

その他

2〜3年前から生理前のイライラがひどくなってきた。些細なことでもイライラしてしまう。娘にたいしてイライラすることが多くなった。
肩こり・頭痛が酷く、朝から痛くて、ロキソニンを飲んでしまう。ロキソニンで治まる。天気は関係ない。

漢方医学的所見

陰陽	陽証
虚実	中間からやや虚証
気血水	気虚、気逆、気滞、瘀血
五臓	肝気亢進

脈

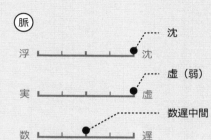

浮 └──┴──┴──┴──┘ 沈 ----- 沈

実 └──┴──┴──┴──┘ 虚 ----- 虚（弱）

数 └──┴──┴──┴──┘ 遅 ----- 数遅中間

腹

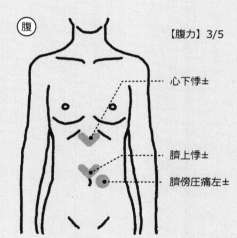

【腹力】3/5

----- 心下悸±

----- 臍上悸±

----- 臍傍圧痛左±

舌

・やや暗赤色

・腫大

・歯痕はない

・やや乾燥した微白苔

経過

抑肝散

🕐 **16** 日間 ↓ 　抑肝散エキス 7.5g から開始

抑肝散加陳皮半夏

🕐 **26** 日間 ↓

初診から 16 日後、
肩こりは少し軽くなった。
精神的にはイライラがかなり落ち着いた。
ただお腹が張る。
抑肝散加陳皮半夏エキス 9g に変更。

処方変わらず

🕐 **30** 日間 ↓

初診から 42 日後、
お腹の張りがとれ、イライラ、憂うつは落ち着いた。

処方変わらず

初診から 72 日後、
イライラはなくなっている。
抑肝散加陳皮半夏を継続。

考察 本症例は、怒りっぽさをイライラと表現していました。そのため、肝の気が亢進したものだと考えました。肝気の亢進があるにも関わらず、胸脇苦満がみられませんでした。本症例に限らず、典型的な所見を示さない時にどうするか迷います。ただし、この場合にはイライラ、頭痛が著明なことから肝気の亢進はあるものと考えました。脈、腹力からは、虚実中間からやや虚証の間くらいにあると思われました。加味逍遥散、抑肝散あたりが浮かんできます。便秘はなく、軟便傾向とのことで加味逍遥散は除外し、抑肝散を開始しました。イライラは早期に軽減しましたが、腹部膨満を訴えました。そのため、抑肝散に陳皮と半夏が加わった抑肝散加陳皮半夏に変更しました。その結果腹部膨満は軽快し、イライラ、憂うつも軽快しました。この症例のように、患者さんの所見と漢方方剤の方意がぴったり一致しない場合もあります。その場合には、全ての症状が取り切れないことがあります。本症例では、腹部膨満が出てきました。そのような場合には、取り切れない症状をとるために、他の方剤を併用するか、あるいは別の方剤に変更するかを考えなければなりません。まるきり、別の方剤に変更することよりも、他の方剤を併用する場合が多いように思います。その場合には、構成する生薬の量が過大にならないか、注意してください。特に甘草は要注意です。血圧が上がる、むくみが出てくるなどがありましたら、中止するのが良いでしょう。

方剤名
抑肝散加陳皮半夏

釣藤鈎 3.0
熄風止痙

柴胡 2.0	甘草 1.5	当帰 3.0
疏肝解鬱	補脾益気	補血 活血

茯苓 4.0
安神 利水消腫

白朮 4.0
補脾益気 利水消腫

川芎 3.0	陳皮 3.0
疏肝解鬱 活血	理気、化痰 化湿

半夏 5.0
化痰、化湿 止嘔

名前の通り、肝気の亢進による症状を抑える方剤です。

抑肝散に陳皮と半夏を加えたものが抑肝散加陳皮半夏です。

抑肝散と抑肝散加陳皮半夏の使い分けですが、病気が慢性に経過したもの、腹部動悸を触れる、あるいは腹部膨満を呈するものには抑肝散加陳皮半夏を用います。

典型的な所見は、腹力はやや軟で、軽い胸脇苦満を触れ、左腹部に腹部動悸を触れるものです。

出典 ## 浅井腹診録

「臍の左の辺より心下までも、動気の盛なるは、肝木の虚に痰火の甚しき証。北山人當に抑肝散に陳皮（中）半夏（大）を加うべし。験を取ること数百人に及ぶ。一子に非ざれば伝うること勿れ」

第4章

イライラ

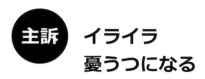

性別	女性
年齢	50代

主訴 イライラ
憂うつになる

【全身症状】

● **イライラする**（肝か心か？）

● **憂うつになる**

・汗をかきやすい
　（虚証を疑う）

・急に暑くなる

・乗り物酔い

・長風呂は平気

・温かい物を好む

7～8年前から、くらい場所、狭い場所（映画館やコンサート）に行くと、動悸がするようになった。
X年4月末から、電車に乗ると気分が悪くなる。朝、「今日は大丈夫かな」「動悸がしたらどうしよう、過呼吸になったらどうしよう」と不安になる。午後から仕事に行くと、不安のことなど全然忘れてしまう。

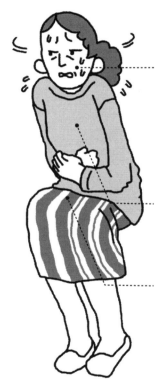

【顔面】

・視力低下

・目がかすむ

・ノドがつかえる
　（気滞を疑う）

・口の中が乾燥する

・顔のほてり

・顔のむくみ

【上半身】

・胸のつかえ

・動悸（心か？）

・ガスが良く出る

【下半身】

・右股関節の痛み
　寒さ、湿気で悪化

家族歴	既往歴
特記事項なし	特記事項なし 今までに精神科、心療内科にかかったことはない。

125/76 mmHg
92 bpm

150 cm / 46 kg
BMI：20.44

36.7 度

食欲

よい

小便

1日3回

大便

1日1回（軟らかい）

睡眠

寝付きが悪い、
中途覚醒がある

その他

元々暗いところ、狭い
ところは苦手だった。
命の母を飲んでみた
が、便が緩くなった程
度で、不安は変わりな
い。
症状が更年期の症状に
似ていると思い、漢方
治療を受けようと思い
立った。
閉経は4年前。

漢方医学的所見

陰陽	錯雑
虚実	中間くらい
五臓	「心」か「肝」か。本人の言うソワソワは「心」に由来と考えた。

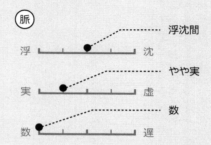

脈

浮 ├─┼─●─┼─┤ 沈　　浮沈間

実 ├─●─┼─┼─┤ 虚　　やや実

数 ●─┼─┼─┼─┤ 遅　　数

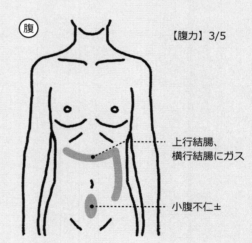

腹　　　　　　　　　　　【腹力】3/5

上行結腸、
横行結腸にガス

小腹不仁±

舌

・暗赤色

・腫大歯痕なし

・舌尖に赤み

・乾湿中等度の微白苔

経過

桂枝加竜骨牡蛎湯

🕐 14 日間 ↓　安神作用のある方剤から
桂枝加竜骨牡蛎湯エキス 5g 分 2 を。

桂枝加竜骨牡蛎湯　増量

🕐 21 日間 ↓　初診から 14 日後不安は抑えられ来た。
動悸が少し弱まった。
桂枝加竜骨牡蛎湯エキス 7.5g 分 3 に。

処方変わらず

🕐 21 日間 ↓　初診から 35 日後不安動悸とも落ち着いた。

処方変わらず

🕐 28 日間 ↓　初診から 56 日後、
動悸、ドキドキは治まってきている。
焦った時、朝方に火照りが出る。

処方変わらず

🕐 28 日間 ↓　初診から 84 日後、落ち着いている。

六味丸を併用

🕐 28 日間 ↓　初診から 112 日後、夜考え事をしていて、眠れない。
頭が火照るとのこと。
小腹不仁もあり、六味丸エキス 5g 分 2 を併用。

処方変わらず

🕐 28 日間 ↓　初診から 140 日後、不安は和らいだ。

処方変わらず

初診から 168 日後、
コンサート、遊園地にも行けている。

考察

不安神経症。パニック障害とするほど症状が揃っていない。過呼吸には至っていないが、なったらどうしようと不安になる。周りに迷惑をかけたらどうしようと不安になる。広場恐怖的な側面もみられる。

不安とイライラということで「肝」とするべきか、「心」とするべきか悩みました。しかも、腹診で特に注目すべき所見がありませんでした。よく話をきいたところ、本人の言う「イライラ」とは、じっとしていられなくなる、落ち着かなくなることを「ソワソワ」と表現していることが分かりました。

そこで「心」の問題だろうと考えました。しかし、ここで問題なのは、腹部動悸を触れなかったことです。桂枝加竜骨牡蛎湯の証であれば、腹部動悸は触れるはず。では、本例では何故触れないのか？それは、状況依存的に不安や動悸が出現しているからなのではないかと考えたのです。朝の出がけ、電車内、映画館やコンサートホールなど。それならば、診察室で現れなくても不思議ではないのではないかと。結果的に桂枝加竜骨牡蛎湯で不安、動悸はある程度抑えられました。
しかし、すっきりと症状がなくなるわけではありませんでした。それで気づいたのは、心だけが原因ではなく、腎にも原因があるのではないかということでした。腹証には小腹不仁がありました。それで六味丸を併用したところ、不安がさらに軽減し、映画館やコンサートにも行けるようになりました。

方剤名
桂枝加竜骨牡蛎湯

桂皮 4.0	
散寒	

芍薬 4.0	
柔肝、補血 止痛、止痙	

竜骨 3.0	牡蛎 3.0
熄風 安神	熄風 安神

甘草 2.0	生姜 1.5
健脾	散寒

大棗 4.0
健脾

少陽病期の虚証の方剤です。

虚弱で、やせ形。腹力は軟弱で、腹部動悸を触れます。腹直筋攣急があります。

不眠で夢見が多く、動悸などの症状を呈します。

五臓では脾と腎が虚している状態とされます。

出典 金匱要略

「夫れ失精家、小腹弦急、陰頭寒、目眩、髪落つ、脈極虚孔遅なれば、清穀亡血失精と為す。脈諸を孔動微緊なるに得れば、男子は失精、女子は夢交とす、桂枝加竜骨牡蛎湯之を主る」

方剤名
六味丸

熟地黄 5.0	
補腎益精	

山茱萸 3.0	山薬 3.0
補腎益精	補腎益精
牡丹皮 3.0	茯苓 3.0
清熱	利水、健脾 安神
沢瀉 3.0	
利水	

太陰病期虚証の方剤です。腹力は軟弱で小腹不仁がみられます。

腎陰虚があるため、手足はほてります。典型的には夜中に寝ている間、手足が火照ります。

そのため、患者さんはふとんから手足を出して寝ていると話すことが多いです。

なお、補陰、補血を目標とするならば、熟地黄が良いです。

出典 小児薬証直訣

「腎怯して失音し、顖開きて合わず、神不足し、目中白晴多く、面色㿠白などを治する方」

主訴 イライラ
火照り
発汗

性別	女性
年齢	40 代

【全身症状】

● **イライラ**
（「肝」「心」を疑う）

・汗をかきやすい（虚証を疑う）

・寝汗をかく（虚証を疑う）

・疲れやすい（虚証を疑う）

・憂うつになる

・物忘れ

・皮膚のかゆみ

・冷たいものを好む

 110/77 mmHg
82 bpm

 161 cm / 61 kg
BMI：23.53

 36.3 度

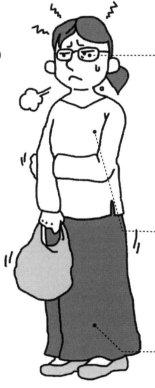

【顔面】

・目が疲れる（肝を疑う）

・目がかすむ（肝を疑う）

・目がショボショボする
（肝を疑う）

・目のクマができやすい
（肝を疑う）

・のどが乾く

・水分をよくとる

・口の中が乾燥する

・口が苦い

【上半身】

・上半身の火照りがある

・動悸（「心」を疑う）

・胸痛

・ガスがよくでる

・手がこわばる

・首肩のこり

【下半身】

・下半身の冷えはない

家族歴	既往歴
父糖尿病、痛風 母卵巣癌、高血圧	小児喘息。胆のうポリープ、子宮内膜症。 子宮内膜症は、漢方治療を一時受けていた。

食欲

よい

小便

1日7回

大便

1日1回。
月に1〜2回下痢。

月経

生理前にイライラする。PMSが前からあったがそれが激しくなってきた気がする。生理は定期的に来るけど、約1年前から量が一定しない。月経は30日周期。期間は7日。量は一定しない。月経痛は1〜3日。

睡眠

寝てから、3〜4時間で目が覚める。その後1〜2時間後（23時くらい）にはまた眠れる。朝は、だるくて寝た気がしない。

その他

3年くらい前から、汗をかきやすくなった。熱いものを摂取したときに、汗が大量に出て、全身が火照る。
仕事では、頭がぼーっとして、うっかりミスをしてしまうことから。数か月前に退職した。来月から再就職の予定。

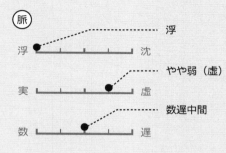

漢方医学的所見

陰陽	陽証	虚実	中間くらい
気血水	瘀血は目立たない 気逆による火照り、気虚、発汗を想定		
五臓	肝気の亢進、心の陽気の亢進		

脈

浮 ●────── 沈　　…… 浮

実 ├──────● 虚　　…… やや弱（虚）

数 ├───●── 遅　　…… 数遅中間

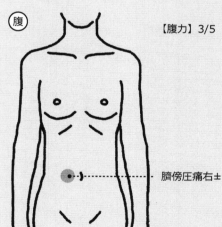

腹　【腹力】3/5

臍傍圧痛右±

舌

・正常紅からやや暗赤色
・腫大
・歯痕はない
・乾湿中等度の薄い白苔

経過

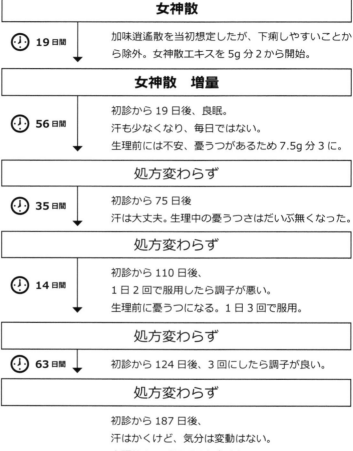

女神散

🕐 19 日間　加味逍遙散を当初想定したが、下痢しやすいことから除外。女神散エキスを 5g 分 2 から開始。

女神散　増量

🕐 56 日間　初診から 19 日後、良眠。
汗も少なくなり、毎日ではない。
生理前には不安、憂うつがあるため 7.5g 分 3 に。

処方変わらず

🕐 35 日間　初診から 75 日後
汗は大丈夫。生理中の憂うつさはだいぶ無くなった。

処方変わらず

🕐 14 日間　初診から 110 日後、
1 日 2 回で服用したら調子が悪い。
生理前に憂うつになる。1 日 3 回で服用。

処方変わらず

🕐 63 日間　初診から 124 日後、3 回にしたら調子が良い。

処方変わらず

初診から 187 日後、
汗はかくけど、気分は変動はない。
火照りも、イライラも良くなっている。

第4章

イライラ

考察

診察の結果、陽証で、虚実は中間くらいでした。
本症例でも「肝」なのか「心」なのかを考えていきます。

胸脇苦満はなく、筋肉の痙攣はありませんでしたが、目に関する症状は多彩でした。肝の異常は目に出やすいと言われます。「肝」の異常はあるものと考えられました。

また、入眠困難、動悸などからは、「心」の陽気の更新もあるように思われました。加味逍遙散、桂枝茯苓丸、女神散あたりが鑑別に上がると思われました。時に下痢をするとのことからは加味逍遙散は除外しました。

イライラが強いことから桂枝茯苓丸よりも女神散が適応するだろうと考え、最終的に女神散を選択しました。女神散は、肝と心の陽気が亢進するような場合に用いられます。本症例は女神散が適応する典型的な例だったと思われます。

方剤名
女神散

香附子 3.0		黄連 1.0	黄芩 2.0
理気 解欝		清熱燥湿 瀉火解毒	清熱燥湿 瀉火解毒
当帰 3.0		川芎 3.0	
補血 活血		活血	
人参 2.0		白朮 3.0	
補脾益気		利水	
桂枝 2.0	甘草 1.0	檳榔子 2.0	丁子 1.0
通陽散寒	調和	理気 利水消腫	温中
木香 1.0			
理気			

少陽病期の虚実中間証の方剤です。

これも気滞と心火旺に対して用います。イライラ、頭痛、のぼせなどがみられます。

加味逍遥散が多愁訴なのに対して女神散は訴えが固定している場合が多いように思われます。

出典 勿誤薬室方函

「血証上衝眩暈を治す。及び産前産後、通治の剤なり。此の方は、元、安栄湯と名づけて軍中七気を治する方なり。余家、婦人血症に用いて特験あるを以て今の名とす。世に称する実母散、婦王湯、清心湯、昔一類の薬なり」

第**5**章

めまい

note. めまいをみたら、水滞がないか確認！

めまいの原因としては、水滞が多い

めまいを訴える患者さんを診るときには、まず水滞（あるいは水毒とも呼びます）がないかを考えましょう。水滞は、水の偏在が存在するものです。それが頭部にあればめまいや頭痛、肩こりなどを引き起こします。水滞の診察所見では、舌の腫大歯痕、腹部の動悸、足のむくみなどがみられます。

天気と関連するめまいは、水滞かも

頭痛の患者さんの中に、天気や気圧の変化を受ける人たちがいます。最近、気象病などと注目されている一群です。天気が悪化する前、気圧が下がる前になると、めまいや頭痛が悪化します。敏感な患者さんだと、関東にいても、はるか大東島付近に台風が接近するのを察知します。この天気と関連するめまいに悩む方たちには、水滞を伴っている場合があります。

全てのめまいが水滞によるわけではない

めまいの原因には水滞をまず考えると言いましたが、気血水いずれのバランスが乱れても、めまいの原因になり得ます。気虚、気うつ、気逆、血虚でも生じます。五臓で言えば、肝気の亢進（イライラして怒りっぽい、入眠困難、頭痛、めまい、目の充血、痙攣など）や、下肢の脱力、しびれ、頻尿、などでは、腎虚によるめまいを考えます。気血水、五臓の異常を想定するべき症状は、総論を参照してください。

五苓散、苓桂朮甘湯、半夏白朮天麻湯、真武湯を使い分ける

水滞によるめまいに対しては、五苓散、苓桂朮甘湯、半夏白朮天麻湯、真武湯などが用いられます。例によって、陰陽虚実、で判断していきます。陽証であれば、五苓散、苓桂朮甘湯を用います。五苓散と苓桂朮甘湯とでは虚実は余り差はありません。ここでは、その構成生薬をみてみます。五苓散にあって苓桂朮甘湯にないのは、沢瀉です。沢瀉は、回転性めまいを改善します。目が回って吐き気がするようなめまいには五苓散を用います。一方、苓桂朮甘湯は、起立性低血圧や浮動性めまい、動悸に向くと思います。また、苓桂朮甘湯は五苓散より補脾益気を目指している生薬構成になります。半夏白朮天麻湯は、陰証ということになっていますが、少陽病期の方剤という説もあります。

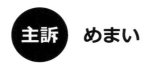

主訴　めまい

性別	女性
年齢	40代

【全身症状】

●**めまい**（水滞を疑う）

・冷えはない

・のぼせることはない

・温かいものを好む

・吐き気はない

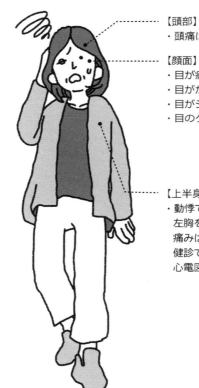

【頭部】

・頭痛はない

【顔面】

・目が疲れる

・目がかすむ

・目がショボショボする

・目のクマ

【上半身】

・動悸ではないが
　左胸を押さえたような
　痛みはある
　健診では
　心電図異常はない

家族歴	既往歴
特記事項なし	31歳時に卵巣のう腫手術。片側のみ。

158/96 mmHg
93 bpm

 161 cm / 55 kg
BMI：21.22

🌡 36.7 度

食欲

ふつう

小便

1 日 7 回
夜 1 回起きる

大便

1 日 1 回（普通便）

睡眠

短い。5 時間半くらい

月経

28 日周期、期間 4 日。
量は普通。

その他

5 〜 6 年前から時々めまいはあった。起きた時にグルグルするめまい。それが何年かおきに出てきていた。1 週間くらい前から寝ていてもグルグル目が回る。今のめまいは、起きている間中ふわふわするようなめまい。まっすぐ歩けない感じ。最初よりは軽くなったものの、まだめまいがある。

漢方医学的所見

陰陽	陽証
虚実	中間からやや虚証
気血水	水滞

脈

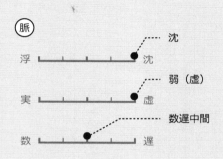

沈 ---- 沈
弱（虚）
数遅中間

腹

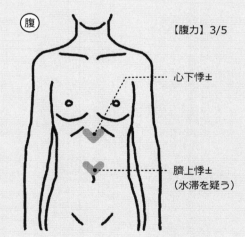

【腹力】3/5

心下悸±

臍上悸±
（水滞を疑う）

舌

・正常紅
・腫大軽度（水滞を疑う）
・歯痕はなし
・乾湿中等度の微白苔

経過

苓桂朮甘湯（煎じ）

12日間

むくみは無く、苓桂朮甘湯で。
煎じを希望。煎じで治療を開始。

処方変わらず

30日間

初診から12日後、
めまいがとれて、まっすぐに歩ける。

苓桂朮甘湯（エキス）

26日間

初診から42日後、めまいは落ち着いている。
エキスに切り替え。苓桂朮甘湯エキス6g分3。

苓桂朮甘湯　減量

25日間

初診から68日後、
エキスにしても症状が落ち着いている。
4g分2に減薬。

四物湯　併用

35日間

初診から93日後、めまいはないが、
目の疲れ、手足のつりがあるという。
苓桂朮甘湯に四物湯エキス4g分2を併用。

抑肝散に変更

27日間

初診から128日後、めまいはもうないが、
右肩のこりがあるという。左胸脇苦満あり。
抑肝散エキス5g分2に変更

抑肝散　減量

35日間

初診から155日後
めまい、手足のつり、肩こり全て問題なし。
抑肝散を2.5g分1に。

廃薬

初診から190日後問題なく、廃薬。

考察

水滞によるめまいの典型例です。明かな冷えはないため、陽証と考えました。陽証で、水滞によるめまいというと、五苓散か、苓桂朮甘湯かで迷います。五苓散の典型例では、口渇や嘔気嘔吐がみられます。

本症例では、口渇や嘔気嘔吐はみられませんでした。そのため、苓桂朮甘湯を選択しました。苓桂朮甘湯によって、比較的早期にめまいは軽快しました。煎じからエキス製剤にして、苓桂朮甘湯の漸減を試みるつもりでしたが、目の疲れ、手足のつりが出現しました。

目の疲れ、手足のつりは、血虚によるものと考えました。苓桂朮甘湯は血虚には対応出来ないため、四物湯エキスを併用しました。ちなみに苓桂朮甘湯と四物湯を合わせると、連珠飲という方剤になります。苓桂朮甘湯と四物湯とで、目の疲れ、手足のつりは改善しました。

その後に肩のこり、左胸脇苦満が出現しました。それまではみられなかった胸脇苦満が出現したことから、抑肝散に変更しました。抑肝散の処方構成をみますと、苓桂朮甘湯＋四物湯から、桂皮、芍薬、地黄を抜き、柴胡と釣藤鉤を追加したものです。補気、利水、補血に平肝熄風の働きが加わっていると考えられます。抑肝散の利水、補血はそれほど強力な作用とは思えませんが、水滞、血虚も改善傾向にあったため、抑肝散単剤で症状が軽快したものと思われます。

方剤名
苓桂朮甘湯

茯苓 6.0	
補脾益気 利水	

白朮 3.0	
補脾益気 利水	

桂皮 4.0	甘草 2.0
通陽散寒 止痛	調和

苓桂朮甘湯は、腹力は中等度、軽い心下痞を呈する場合があります。臍上悸を触知します。患者さんは、動悸を自覚します。

そのほか、水滞、気逆のため、頭痛、めまい（特に起立性めまい）を呈します。

出典 **傷寒論**（太陽病・発汗吐下後病）
金匱要略（痰飲欬嗽病）

「傷寒、若しくは吐し、若しくは下して後、心下逆満、気上りて胸を衝き、起きれば則ち頭眩し、脈沈緊、汗を発すれば則ち經を動かし、身振振として搖を為す者、茯苓桂皮白朮甘草湯之を主る」（傷寒論・太陽病）

「心下痰飲あり、胸脇支満、目眩す、苓桂朮甘湯之を主る」「夫れ短気微飲あり、當に小便より之を去らしむべし、苓桂朮甘湯之を主る、腎気丸亦之を主る」（金匱要略）※傷寒論では茯苓桂皮白朮甘草湯と記載

方剤名

四物湯

当帰 3.0	熟地黄 3.0
活血	補血 滋陰
芍薬 3.0	川芎 3.0
補血 止痛	活血

四物湯が適応するのは、腹力は軟弱、血虚を背景に皮膚の枯燥をみる、貧血がある、といった状態の患者さんです。

出典 ## 太平恵民和剤局方（第九　婦人諸疾）

「栄衛を調益し、気血を滋養し、衝任の虚損、月水調わず、臍腹疼痛、崩中漏下、血瘕塊硬、発歇疼痛、妊娠して宿冷、将に理宜しきを失し、胎動安からず、血下りて止まず、及び産後虚に乗じ、風寒内に搏ち、悪露下らず、結して瘕聚を生じ、少腹堅痛し、時に寒熱を作すを治す」

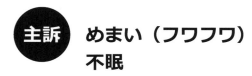

主訴　めまい（フワフワ） 不眠

性別	女性
年齢	70代

【全身症状】

●**めまい**（水滞を疑う）

・立ちくらみ（水滞を疑う）

・疲れやすい（気虚を疑う）

・温かい物を好む
　（陰証を疑う）

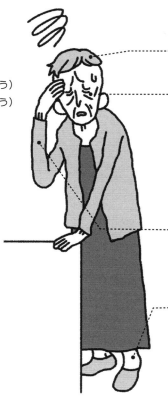

【頭部】

・頭重感（水滞を疑う）

【顔面】

・耳鳴り

・目が疲れる

・目がかすむ

・目がショボショボする

・目の奥も痛いような

【上半身】

・首肩のこり

・手のしびれ

・手の冷え（陰証を疑う）

【下半身】

・足がふらつく

・足の冷え（陰証を疑う）

家族歴	既往歴
父胃癌 母乳癌	X年1月　インフルエンザ、帯状疱疹 X年2月　ドライアイ X年4月　逆流性食道炎（ネキシウムを屯用中）

144/90 mmHg
104 bpm

 152 cm / 42 kg
BMI：18.18

🌡 - 度

食欲

普通

小便

1日5回

大便

1日1回（普通便）

睡眠

中途覚醒なく、8時間
くらいよく眠れていた
（それ以上に寝ていた
い）が、2週間くらい
前から寝つけない
途中で目が覚める

その他

X-1年12月頃からふ
らつきが出てきた。秋
くらいから、細かい字
を見ていると、めまい。
階段を降りるときに
は、ふらつきが出て来
た。疲れやすさは以前
からあった。それでも
めまいは変わりなかっ
た。X年3月になり、
フワフワすることが多
くなったが、日常生活
に支障はなかった。X
年5月当院に初診。

（ 漢方医学的所見 ）

陰陽	陰証
虚実	虚証
気血水	水滞、気虚

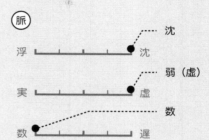

（脈）

浮 ├──────● 沈 ……… 沈

実 ├──────● 虚 ……… 弱（虚）

数 ●──────┤ 遅
　　　　　　　　 ……… 数

（腹）

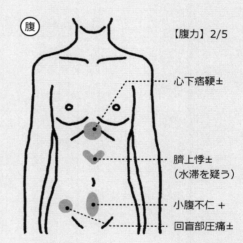

【腹力】2/5

心下痞鞕±

臍上悸±
（水滞を疑う）

小腹不仁 +

回盲部圧痛±

（舌）

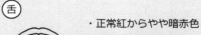
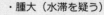

・正常紅からやや暗赤色

・腫大（水滞を疑う）

・歯痕はなし

・舌尖に赤み

・乾湿中等度の微白苔

経過

半夏白朮天麻湯＋酸棗仁湯

🕐 **21日間**　半夏白朮天麻湯エキス 9g 分 3 を開始。
不眠については酸棗仁湯エキス 5g 分 1 を開始。

処方変わらず

🕐 **28日間**　初診から 3 週間後少し不眠がとれた。
めまいもふらつきがしなくなってきた。

六君子湯＋酸棗仁湯

🕐 **21日間**　初診から 49 日後にはめまいはなくなった。睡眠も
とれている。胃酸が上がってくることがあるという。
半夏白朮天麻湯から六君子湯エキス 9g 分 3 に変更。

処方変わらず

🕐 **28日間**　初診から 70 日後
六君子湯を飲むと胃の調子がよい。

酸棗仁湯中止、六君子湯継続

初診から 98 日後
酸棗仁湯はなくても眠れるため、酸棗仁湯は止めた。
以後は六君子湯を定時とし、
どうしても眠れない時のみ酸棗仁湯を併用。

考察

気虚、水滞を背景とするめまいの症例です。陰陽については、手足の冷えがあり、温かいものを好むなどから陰証と判断しました。虚実は、虚証。そして気虚、水滞があるというと、半夏白朮天麻湯が第一候補にあがります。真武湯も同じように気虚、水滞の時に用いますが、下痢や腹痛など裏寒による症状が顕著です。いっぽう本症例では、真武湯が適応になるほど、裏寒が強くはありませんでした。そのために半夏白朮天麻湯を選択しました。

不眠に関しては酸棗仁湯を併用しました。3週間程度服用し、ふらつき、不眠が少し改善しました。49日後には、めまいが消失しましたが、「胃酸が上がる」とのことでしたので、半夏白朮天麻湯を六君子湯に変更しました。それ以降もめまいが再燃することなく、胃腸の調子も良いとのことでした。

半夏白朮天麻湯の処方構成をみますと、ほぼ六君子湯（実際は六君子湯から大棗と甘草を引いた構成）を含んでいます。半夏白朮天麻湯が適応する証は、脾気虚が背景にあって、水滞と肝血虚を生じ、それが上衝してめまいになるとされます。つまり、脾気虚が本態となります。本症例では、半夏白朮天麻湯で、当座の標治を行いました。それによって、めまいが治まったため、本治として補脾益気を行うために六君子湯へと切り替えを行い、良好な結果をえました。

方剤名
半夏白朮天麻湯

半夏 3.0	陳皮 3.0
化痰 止嘔	理気

蒼朮 3.0	白朮 3.0
補脾益気 利水	補脾益気 利水

茯苓 3.0	人参 1.5	黄耆 1.5
利水 安神	補脾益気	補脾益気

麦芽 2.0	天麻 2.0	神麹 2.0
理気	熄風	補脾 止瀉

沢瀉 1.5	黄柏 1.0	乾姜 1.0	生姜 0.5
利水	清熱 化湿	温中散寒	化痰、理気 止嘔

半夏白朮天麻湯が適応するのは、腹力は軟弱、みぞおちにつかえを自覚し、胃部振水音を聴取し、腹部に動悸を触れ、頭痛、めまいがある、などの症状を呈する患者さんです。

出典 # 脾胃論（巻三　調理脾胃治験）

「眼黒く頭旋り、悪心煩悶。気短促、上喘し力無くして言うを欲せず。心神顛倒し、兀兀として止まず。目敢て開かず、風雲の中に在るが如く、身重きこと山の如し。四肢厥冷して、安臥するを得ず」「此頭痛苦しきこと甚だし、之を足の太陰厥陰の頭痛という。半夏にあらずんば療すること能わず。眼黒頭旋、風虚内に作る。天麻にあらざれば除くこと能わず」

方剤名
酸棗仁湯

酸棗仁 10.0	
肝と心の血を養う（養血）	
川芎 3.0	知母 3.0
活血	清熱瀉火

甘草 1.0	茯苓 5.0
調和	利水 安神

酸棗仁湯が適応するのは、腹力軟弱で、胸中煩悶し、心悸亢進があり、興奮の余り、気が高ぶって眠れないという患者さんです。

五臓でいうと、肝の血虚が元で、心もその影響を受けて血虚となります。

出典 金匱要略（血痹虚労病）

「虚労、虚煩、眠るを得ず、酸棗湯之を主る」 ※原典は酸棗湯

方剤名
六君子湯

人参 4.0
補気

白朮 4.0
補気、利水 止瀉

茯苓 4.0
健脾、利水 安神

半夏 4.0	陳皮 2.0
理気、化痰 止嘔	理気 化痰

甘草 1.0	生姜 0.5	大棗 2.0
補気 調和	理気、化湿 止嘔	健脾

六君子湯は、腹力は軟弱、心下痞があり、胃部振水音を聴取し、心下に動悸を触れ、食欲不振で食後お腹が張っていつまでも食べたものが残っている感じがする、下痢傾向、めまいがある、といった症状の患者さんに用います。

出典 **医学正伝**（巻三　噦逆）

「気虚に痰を挟み、噦を発するを治す」

主訴 めまい
頭痛
吐き気

性別	女性
年齢	50代

【全身症状】

● **めまい**（水滞を疑う）

● **嘔気**（水滞を疑う）

・<u>動悸</u>（水滞を疑う）

・疲れやすい（気虚を疑う）

・<u>立ちくらみ</u>（水滞を疑う）

・長風呂はダメ（シャワーのみ）
（水滞を疑う）

・冷たい物を好む（熱を疑う）

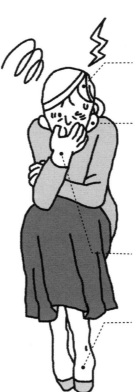

【頭部】

● **頭痛**（水滞を疑う）

・<u>頭重</u>（水滞を疑う）

【顔面】

・<u>耳鳴り</u>（水滞を疑う）

・目が疲れる

・唇が乾く

・口渇はそれほどではない
が食べられないので
水分をとって
補おうとしている

【上半身】

・肩こり

・手の冷え

【下半身】

・<u>足のむくみ</u>（水滞を疑う）

・足の冷え

家族歴	既往歴
父肺癌 母胃癌	鉄欠乏性貧血。 これまでに鉄剤、半夏白朮天麻湯、釣藤散を出されたが、いずれも効果に 乏しかった。

126/80 mmHg
56 bpm

 157 cm / 48 kg
BMI：19.47

35.9 度

食欲

余りない。昼ご飯、夕
ご飯はサラダ、豆腐な
ど冷たいものをとる。

小便

1日5回

大便

2日で1回（普通便）

睡眠

寝つきが悪い

月経

X年4月4日が最終月
経。月経痛が強い。量
が多かったのでミレー
ナを入れている。周期
は不順になってきてい
る。X年4月8日初診。

その他

朝の吐き気とめまいは
1年くらい前からあっ
た。強くなってきた
のはX年2月から。X
年2月朝起床時に吐
き気とめまいがひどく
なった。
この1年ほどは地下鉄
に乗ると、めまい、頭
痛、吐き気が出るよう
になった。

漢方医学的所見

陰陽	陽証
気血水	水滞

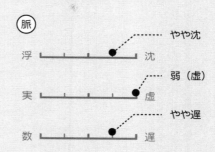

脈

やや沈

弱（虚）

やや遅

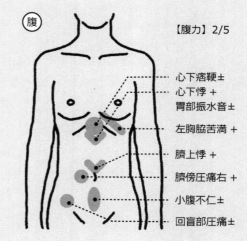

腹　【腹力】2/5

心下痞鞕±
心下悸 +
胃部振水音±
左胸脇苦満 +
臍上悸 +
臍傍圧痛右 +
小腹不仁±
回盲部圧痛±

舌

・正常紅
・腫大は軽度
・歯痕はなし
・湿潤した微白苔 +

経過

五苓散

 13 日間

水滞がありめまいがあることから、五苓散、苓桂朮甘湯が候補。食べると吐き気がすることから五苓散7.5g 分 3 を選択した。

処方変わらず

24 日間

初診から 13 日後、気持ち悪さが治ってきた。
めまいはちょっと減っている。頭痛は変わりない。

処方変わらず

23 日間

初診から 37 日後、
吐き気もなく、頭痛も前ほどはない。
めまいは起こりにくい。

処方変わらず

初診から 60 日後、
吐き気はほぼなくなり、めまいもない。
頭痛は疲れた時に出るくらい。

考察

陽証のめまいです。水滞があることから、苓桂朮甘湯か五苓散をまず考えました。頭痛、めまい、嘔気と五苓散の証である症状が揃っており、五苓散で良いだろうと考えました。

五苓散正面の症状だったようで、約2週間服用で、嘔気が治まりました。めまいも減少しました。その後、めまい、吐き気は治まり、頭痛は疲れると出るくらいとのことでした。（※方剤紹介はP46参照のこと）

おわりに

本書をお買い上げ頂き、誠にありがとうございます。

また、買う前の書店で立ち読みでも、お手に取ってくださいまして、ありがとうございます。この本の存在を知って頂けただけでも著者にとっては大変ありがたいことです。

出来れば、はじめにだけでなく、どれか一症例だけでもごらんになって頂けたら、さらにうれしいです。それでも、買う気にならなかったら、それはご縁がなかったということで、私もあきらめがつきます。

できれば続編を発行していきたいと考えております。

もし、このような分野を取り上げてほしいといったご要望がありましたら、あかし出版まで、ご連絡をお願いします。

最後に、本書の企画を強くすすめてくださった証クリニックの檜山幸孝・ひとみ様、本書のデザイン、構成を担当してくださったあかし出版の竹本夕紀様、に心より御礼申し上げます。

令和元年5月吉日

著者

小野 真吾（おの しんご）

1998 年 弘前大学医学部医学科卒業
　　　　弘前大学医学部附属病院研修医
1999 年 弘前大学医学部神経精神医学教室入局
2003 年 弘前大学大学院医学研究科卒業
　　　　帝京大学医学部附属溝口病院精神科助手
2008 年 東京医科大学霞ヶ浦病院（現茨城医療センター）精神神経科講師
2015 年 証クリニック神田副院長
2016 年 証クリニック神田院長

医学博士
精神保健指定医
日本精神神経学会専門医・指導医
日本東洋医学会専門医
日本医師会認定産業医
東京医科大学兼任講師

外来臨床での漢方薬の選び方・使い方　　1
冷え症・疲労・イライラ・めまい　編

2019 年 5 月 28 日　第 1 版発行

著　者　　小野真吾
発行者　　檜山幸孝

発行所　　株式会社 あかし出版
　　　　　101-0052 東京都千代田区神田小川町 3-9
　　　　　http://www.akashishuppan.com
　　　　　総務部　939-8073 富山県富山市大町 2 区 1-7